本书出版获以下项目资助：

陈泽雄广东省名中医传承工作室建设项目

第七批全国老中医药专家学术经验继承工作项目

医学人文丛书

中医学
何以可能

孙保国　著

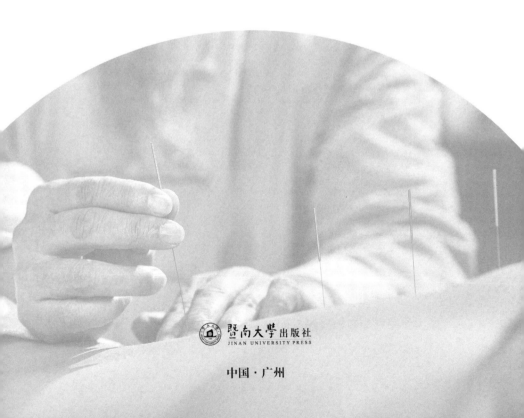

暨南大学出版社
JINAN UNIVERSITY PRESS

中国·广州

图书在版编目（CIP）数据

中医学何以可能／孙保国著 . —广州：暨南大学出版社，2023. 11
（医学人文丛书）
ISBN 978 - 7 - 5668 - 3772 - 1

Ⅰ. ①中… Ⅱ. ①孙… Ⅲ. ①中医学—研究 Ⅳ. ①R2

中国国家版本馆 CIP 数据核字（2023）第 175651 号

中医学何以可能

ZHONGYIXUE HEYI KENENG

著　者：孙保国

出 版 人：阳　翼
策划编辑：周玉宏　黄　球
责任编辑：黄　球　刘雅颖
责任校对：刘舜怡　黄晓佳
责任印制：周一丹　郑玉婷

出版发行：暨南大学出版社（511443）
电　　话：总编室（8620）37332601
　　　　　营销部（8620）37332680　37332681　37332682　37332683
传　　真：（8620）37332660（办公室）　37332684（营销部）
网　　址：http：//www. jnupress. com
排　　版：广州良弓广告有限公司
印　　刷：佛山市浩文彩色印刷有限公司
开　　本：787mm×960mm　1/16
印　　张：16. 25
字　　数：220 千
版　　次：2023 年 11 月第 1 版
印　　次：2023 年 11 月第 1 次
定　　价：69. 80 元

序　一

我与孙保国君相识二十余年，他与我志趣相投，共同热爱中医学，也对哲学充满好奇，在哲学的层面上共同思考和探索了中医学的众多根本性问题，多年的学术和思想交流使我们结下了深厚的师生友谊。最近他在合作导师陈泽雄教授的指导下完成了《中医学何以可能》这一重要的学术著作，该作是他对当今时代背景下"中医学本体"长期追问和思考的总结，试图回答中医学理论和实践的时代价值和医学地位问题，读来让人耳目一新，欣然为之序。

中医学源远流长，是贯穿中华民族渔猎至农业社会数千年漫长过程中发生和形成的医学形式。中医学的发展与中华文化的发展息息相连，与中华民族的命运也紧密结合在一起，中医学波澜壮阔的发展历程也是中华文明发展的缩影。中国进入近现代社会后至今，中医学一直面临着生死存亡的境遇，最根本的是中医学的学术合法性受到质疑，就如同我们生存繁衍数千年的土地突然被告知不属于我们一样。在科学昌明、个体充分发展的当下，我们自身也很难找到具备时代前瞻性的系统理由说服自己：中医学开辟了某种引领未来的医学境界。其实我们深刻地知道中医学的问题一定在于中医学自身，中医学的命运也一定掌握在一代代中医学践行者的手中，我们必须谦逊地梳理中医学的"本体"，找到中医学的边界和在时代背景下的位置。我想这就是《中医学何以可能》这部著作形成的根由。

一门学科的形成必然有其自身的世界观信念、价值体系和理论起点，作为一种医学形式，中医学也必然对医学做出一种承诺并实现之。医学是对"人"的健康承诺和关怀，这是医学的目的，中医学对此做出了怎样的承诺并开辟了怎样的人类生存境界，是决定中医学能否成为其自身并获得发展的根本前提。《中医学何以可能》对"中医学的世界图景"和"中医学的价值观和生命观"中的许多核心问题如物质、意识、生命观、主客交融的意象思维、生命要素连接等进行了深刻而新颖的分析，探索了中医学"何以可能"的本体论、认识论和方法论基础。

医学对人的基本承诺是对人的生命的理解和评价。历史上对生命的理解有一个显著的分水岭，那就是薛定谔的《生命是什么》。在此之前对生命的理解主要是整体的有机模型，而之后主要将生命理解为以物理和化学为基础的机械模型。前者主要是目的论的、生成论的、向下因果的，在实践上医患交融，医学实践维持其整体性；而后者则是构成论的、向上因果的，在实践上受到技术异化的深刻影响。中医学的生命模型显然属于前者，并且中医学根据"阴阳五行""感应""意象思维""藏象模型"等目的论方法进路构建了解释复杂生命现象的多种模型。作者结合现代生命科学的理论和方法，如实证主义、解释主义、贝叶斯主义等，梳理界定了中医学的生理病理学、健康与疾病、诊断学、中药学、中医治疗学的内涵和外延；提出了许多新颖的视角，如"生命情感"为中心的生命本体论，五神为中心的藏象生命模型，生成论为基础的医学实践进路，辨证为纲辨病为目的诊断系统等；在一些内科疾病的内涵方面的探索也颇具特色，高血压病——肝劳病、冠心病——肺痹、恶性肿瘤——关格等。最终搭建起一个以生成论为认识论进路、生命情感为医学本体的中医学框架系统，最大限度克服了中医理论论证的循环论证弊端。作者对这些问题众多细节丝丝入扣的分析显然是深思熟虑的结果，而这些分析所展现的中医学认识进路非常清晰，勾画了一个开放、活泼、充满活力的新的医学前景，并展现了一种超越当下中西医学的、贯通物理与人性的医学境界。

掩卷长思，本书作者一如既往对中医学的热诚、不计名利的孜孜探索历历在目，保国君长期以来对中医学发展的忧虑和认真思考的精神令我感到十分欣慰。希望本书所提供的思路和视野能够给读者以启迪，共同探索出中医学发展的道路和方向！

山西中医药大学

2023 年 3 月

序　二

我与孙博士是在一次国内的学术会议上相识的，后来才知道他一直好奇我是如何发现简单常用的黄芩汤会有抗癌作用的，而且我是目前世界上为数不多的能确切找到中药复方有效治疗癌症的药理科学家，所以他努力说服我接受他去我的实验室进行访问学习。

刚开始我们彼此还不是很了解对方，后来因为疫情，实验室的学生只剩包括孙在内的两个人，再后来除了四个长期实验员外就剩下孙一个人，这样他就得每天向我汇报实验进展，这的确给他带来很大的压力。更多的沟通和接触使彼此更加了解对方，他深知我是一个对实验精益求精、不达目的不停止的人，其中一个实验他前后进行了48次，不断地调整实验方案，每一次失败后他都和我仔细分析问题、寻找可能的原因，并说服我同意他进一步的实验方案。我知道他逐渐找到了进行科学研究的感觉，而且有自己的探寻问题的思路，我想那是中医学的思路和方式，但是能通过动物和分子生物学实验进行验证。我实验室的研究助理 Wing 也很喜欢孙，认为他的中医药知识特别广博，他们经常一起工作和钓鱼，配合得很好。孙在我实验室度过了18个月的时间，一晃而过，但是彼此留下了深刻的印象，并长期保持联系探讨学术问题。

最近他写了《中医学何以可能》这么一本有趣的中医学著作，即将出版，而且主体内容是在我实验室工作期间利用业余时间完成的，这令我非常高兴，我想这是他在耶鲁大学学习生活过程中进一步对中医学反思的成果。全书篇幅并不是很长，但是站在现代的医学视角下，以一般哲学和科学哲学为起点，全面系统性地解读了中医基础理论、中医病理生理理论、中药学、中医治疗学和临床实践的疑难关键问题。许多观点新颖而深刻，例如关于中药的理解突破了化学质谱决定功效的模式这一问题，他认为质谱只是中药功能的一个必要条件，中药的功能与中药本身的采制过程、时机以及人体的特定状态都有密切的关系；而且中药性能的实现是多向的，完全不同的中药也往往具有相似的功能；这些我在实验中也有所印证。孙将医学的本体归为对"生命情感"的关怀，中西医学都是以自己的方式在实现这个目标，中医学的实际临床可能离这一点更近，因此，从长远来看，未来的医学一定是超越中医学和西医学的，未来的医学一定是贯通微观与宏观、物质与情感的完整的医学状态，这一点与我多年来倡导的"WE"医学（W 指 West，E 指 East）或"东西医学"相一致。书中还有许多有趣的观点颇具启发性，作者从事大量的中医临床工作和科研工作，对中西医学的痛点和问题体会颇深，因此，对于理解和研究"中医学何以可能"可以提供一个切实的、系统的、前瞻性的参考。

孙机缘巧合成为我的学生，彼此交往，互相尊重，我想这是人与人之间的缘分，故为之序。

美国耶鲁大学

Tung-chi Cheng

2023 年 3 月

自　序

　　今天提出"中医学何以可能"这个"康德"之问，是因为当今的哲学和自然科学进步，有机会在中西两种思想文化中比较探索。

　　中医学是一种医学方式，在西方被归类为"替代或补充医学"，主要是相对于以科学主义为中心的传统西方医学而言的。医学表面上是一门工具学科，在这个意义上就是防病、诊病、治病，使病人转变为健康人。但是，如果仅仅把医学作为工具来理解，医学的实践方式必定异化为纯粹的工具，而失去其人文价值。医学的真实价值在于其人文价值，在于对人的观照和理解，医学的对象是人不是机器。在工具的意义上，工具最终还是文化的工具，文化不但是人们内心体悟所创造的，而且是人存在的心灵依托和慰藉。文化寄托的是人的生命情感，在不同的时代，人们都形成对"人"当下和未来的理解和期待，共同形成人们的集体生命诉求，而整个社会及各个方面就围绕这个集体诉求运转。因此，医学即使作为工具也必然承载和负责实现人的生命情感诉求，这一点是需要强调的，不然医学的伦理和期待就无所依附。

　　现代医学由于过度依赖静态实体的思维进路，实践上偏重于人的空间物性内涵，并依此划分专科，医学的人文意义不断减弱。中医学以万物生成的自然过程性为思维进路，以阴阳五行、精气及藏象理论刻画生命的自然过程，关怀社会中人的整体生命及生命情感诉求，而不专注于形质，因此中医学在绝大多数医疗过程中都天然地能够更多地将医学的人文意义融入。但显然目前中医学所提供的人文意义与当下人们的"生命情感"诉求发生了不小的冲突，中医学如何为现代人的"生命情感"诉求提供依托？这正是我们这个时代对中医学各个方面责问的重要原因。现在的问题其实同中医学历史上的许多发展转折点类似，例如中医学的实践能否像当年解决"伤寒""温病"等重大疾病一样，为目前的重大临床问题如癌症、衰老、代谢性疾病、精神疾病等开辟出新的境界？这种新的境界必定伴随着中医学的医学人文光照大地！要回答这个根本性的问题，首先就要解决中医学何以可能的问题。

对人的生命价值意义的理解和在工具意义上的实现是中医学实施和发展的内在要求，是中医学成为中医学的内在需要，否则就无所谓中医学了。在中医学的实施方面，任何情况下，我们只要践行中医学，就意味着我们在中医学的世界观和价值观下工作，假若没有对中医学世界观和价值观的理解和认可，我们就无法进行真正的中医实践。对于患者而言，接受中医的诊疗，同样意味着他们对中医学世界观和价值观的一定程度认可，否则单纯在工具意义上接受中医也很难受到完整中医的诊疗。中医学要发展，不是中医学应如何实现重大的突破，而是中医学要在不同的时空场合满足人类的医疗需要，解决新的问题，中医学就要维持其自身的存在，获得自身的身份标志，就必须维持其自身世界观和价值观的独立性，同时能够说服中医学的操作者和接受者践行中医学，达到其生命的工具目的，支撑起中医学自身的实践。显然，人文特征是中医学的重要特征，也是中医学的真正奥秘所在，这也是促使今天的我们仍怀着极大的好奇心追问"中医学真的可能吗"的原因所在。

作为一种独立的应对人类身心健康问题的学问，中医学具有完整的理论和实践体系，包含"理论"和"知识"两个关键的部分，那么中医学在理论和知识两个方面可能吗？如果"未来的大部分事实蕴含于当下和过去的经验中"这条经验很大程度上成立的话，那么历史和现实的经验提示中医学是"可能的"。但现在的问题是

"中医学何以可能",即中医学在理论和知识上何以可能?

而为什么提出这样的问题呢?就是因为中医学的医学范畴和概念不具有实体性,不具有坚实的静态基础,不具有机械系统的确定性,不重视生命运动的稳定空间特性而专注于时间过程。由于这种思维视角非常隐秘晦涩,除了在中医学及中国的传统技术中取得一定成功外,其能不能胜任当今现代方法难以解决的医学问题尚不得而知。今天,提出"中医学何以可能"这一问题,实际上就在问:"从事物的时间动态或变动不居、时生时灭的现象本身入手,如何演绎出解决现代实际问题的知识和理性?"

拙著即将出版,首先非常感谢导师陈泽雄教授多年来对我的教导和培养,以及作为主审对本书做出的审定和指导,将此书作为一份礼物献给他!我的学术成长还离不开一位重要的老师——贾跃进,他不但对书稿提出了许多修改建议,而且书中许多思想的种子也是在和贾老师的交往中不经意间播下的。最后感谢暨南大学出版社对本书的细心审校。

码完字才发现,广州三月的清晨如此宁静和凉爽,虽近来晴雨不定,但久违的朝阳穿透深蓝天空下朵朵云层,洒在窗外的树枝上,折射出粼粼光彩!

孙陈明

2023 年 3 月

目　录

第一章 中医学的世界图景

第一节 今天的世界图景——将心安于无限

世界图景是人类赖以生存的信念基础，今天的世界图景主要是由许多伟大的哲学家、物理学家、生物学家以及艺术大师为人们构建的。

主客二元论仍是当今世界图景的基石，在此基础上加以对因果律的坚定信念，很大程度上构建了世界的物理图景。

人本能地将自身与周遭分离开，站在主体的角度上探索周遭及自身的坐标。物理学、化学、生物学首先勾画了物质世界的图景。世界以物质的空间形态存在，周遭的一切都是物质的构象，甚至包括时间也是物质空间分布的方式。物质的本质是某种特殊的微观颗粒，这些颗粒通过一些自带的"力"互相作用和联系，形成不同的物态以及生命体，意识也主要是这些颗粒运行的一种表现形式。这些颗粒自身及其不同物态在微观、宏观、宇观、介观等不同尺度的运动规则均不同，牛顿力学、相对论和量子力学等在这些尺度上刻画了这些颗粒和不同物态的运动方式。尤其是爱因斯坦开辟了物质与能量同一性的境界，将有形的颗粒和无形的"力"统一起来，并通过一定的运动方式而互相转化。化学及天文学的发展，使人们认识到日月星辰与地球的同一性。同时这些颗粒还通过随机简单的、无序的、无组织的运动方式衍生出复杂有序的、自组织的物态和运行方式，从而将随机、无序、简单、微观颗粒与复杂、有序、宏观和复杂统一起来。生物进化论的发展则将无机物与有机物、非生物与生物、低等生物与高等生物的鸿沟填平，解构了人的某种特殊优越性。特别是牛顿力学和爱因斯坦相对论，似乎让人们认为世界以一种严密规则的秩序运行，而宇称不守恒打破了这种绝对性①，绝对只是形而上学，真实的世界充满随机，一切皆有可能！

回到生命，生命的确是一种非常神奇的存在和方式。现代科学为我们构建了一种关于生命的机械模型，生命是由物质颗粒的特定物态搭建起来的，搭建的规则和力量来自生物物态和周遭环境。例如人的生命体就是以基因为基础，逐渐搭建分子、细胞器、细胞、组织、器官，最终构成人体，人的生命就是这些物态运动的状态。至于生命的多样性、生态的多样性，是由物质颗粒及其力的多个自由度在运动中形成的。

显然，这些科学知识极大地减少了人们面对世界的恐慌，使人们有相应的信心面对周遭，从而获得一定自由。但是，仅仅只有科学知识并不足以支撑人们的生存，尤其是仅仅告诉人们如何正确使用科学知识。人类的灵魂并不在于科学知识，在根本上，这些知识只是告诉我们世界的样子而没有告诉我们其所以然的原因，关于世界物理性质的理解并不能导出人的道德和价值规则，也就是说我们不可能按照"物"的性质来定义"人"的性质。人类社会的道德本质和规则并非源于物理或科学的规则，因为物理或科学规则是其所研究对象的性质决定的，尽管人的肉体生命运行遵循生物学规则，但是人的性质需要从人的整体层面上来理解，需要通过人类社会活动的规律来理解。例如，康德就是将道德问题交给了人的自由意志，

① 李福利. 宇称革命与"2007 宇称年"［J］. 首都师范大学学报（自然科学版），2007（1）：19-24.

由理性主体之人的自律和自由的辩证统一作为道德的起点，康德指出个体自律是其自由的来源，进而以此为基础提出法律和政治规则等的理论基础。而人的自由意志只有通过社会实践活动才能表现出来，人的社会活动规律的基础是人的性质。[①] 后现代主义对康德理性的解构也正是从人所彰显的性质的理解进行的。[②] 这就要求对道德的理解必须建立在理解人的性质上，而这一点在当今仍然是进行时。一直以来，康德思想捍卫着我们的科学和道德理性，也是我们现代社会的主要理性道德图景。

康德的世界图景是以人的理性为起点的，他首先肯定人是一种理性的主体，周遭则将信息不断嵌入到理性主体中，这就是康德的"哥白尼式革命"。康德将理性主体置于周遭，那么周遭就被区分为可以作用于主体、被主体认识的"现象界"和难以作用于主体、无法被主体认识的"物自体"。理性主体的内在先天规则是人类获得现实世界知识的内在原因，人具有获得世界真理的理性能力，也就是说"先天综合判断"是可能的。人的先天理性的能力就是能够以时间和空间两个内在尺度理解"范畴"，并具有内在的逻辑规则，人利用这些规则通过对范畴的演绎最终认识现象界，这就是"先天综合判断"可能的基础。以此为基础，康德进一步探讨人在理性下的实践规则，也就是道德的理性规则，由于道德不在现象界，因此现象界的规则并不能导出道德的规则，康德将其求诸人类道德的制定者"上帝"。实际上最终康德还是将道德诉诸理性主体的人的自由意志，并以此为起点论证人的自律和自由的辩证统一性，进而论证保障人的自由意志的法学原理、民主国家原理等，构建了现代法律和国家的重要理论基础。而人的意志最终源于人自身的生命体验，也就是

---

① 张彭松，郝思萌. 康德从自由意志到自律行为的道德生成探析［J］. 南华大学学报（社会科学版），2020，21（5）：43-48.

② 余治平. 知性本体论的终结、转向与解构：从康德、海德格尔到德里达［J］. 上海交通大学学报（哲学社会科学版），2004（6）：61-68.

人存在和成长的内在驱动力，也就是生命的道德情感。康德最终通过《判断力批判》回答了人道德情感下对"美"的判断。康德的三大批判论证了"真""善""美"在人类理性中的意义和价值，最终的落足点在于人的理性主导性，或者说人生命道德情感在人类世界中的决定性。康德之后，现象学运动等哲学思潮虽然一定程度上解构了人的理性，突出了人的非理性本质，理性在人性的演绎中更多的是沦为非理性的工具，但现实来讲，理性也罢，非理性也罢，其实都是人的生命道德情感的两个方面。人的生命情感既通过理性来实现，又通过非理性获得无限的可能性。

以上就是我们现代所秉承的主流的世界图景，无论是在物质上还是在道德上，都既有精致的规则，也有随机的多样性、可能性。

第二节 中医学的世界观——关系本体的可能

世界观决定着价值观，是人类赖以生存的信念支点。在学术研究中，世界观是关乎任何学科成为其自身的根本，是该学科的底层性质和价值承诺。

中医学秉承什么样的世界观呢？

在现代观念真正被引入中国文化中以前，特别是五四新文化运动之前，中国大地的主流世界观思考进路是主客一体的，而且难以看到主客分化的趋势。人们的生活屈从于自然规律甚至社会规律，在适应和顺从天地的过程中理解天人的关系，形成天人合一的实践路径，而没有采用剖析天地的思维和实践路径。因此，中国传统文化并没有从"质料"本身来定义世界，而是从"质料"的相变规律来理解世界，并整体地延伸至道德实践中。

一、《易经》的世界图景

作为中华文化的源头，《易经》没有探讨世界的"质料"，而是将人置身于天地之中，通过仔细的观察和体会，将自然社会运行的规律作为世界的本体。《易经》以太极为起点，至于阴阳，止于变化无穷，"变"和"易"是《易经》的精髓。变的动力是阴阳的消长、转化、互根互用。《易经》的变有一个重要特征就是相变和转化，这种变化是质变，变化之间直接的转化，没有连续性，类似于今天我们理解的模式转换，六十四卦就是刻画事物模式或格局转化形式和规律的。《易经》就是将事物"变"的规律作为本体的。而"变"的意义就是生长变化，刻画的是有生于无的现象。对于事物的生成方式，《易经》有两种方式，一个是阴极而阳、阳极而阴的、基于整体有界约束的阴阳互化模式，一个是以阴阳耦合为基础的倍增模式，这无疑是事物生成的两种重要方式。关于《易经》的认识论，心理学家荣格对《易经》研究颇深，而且钟情于《易经》占卜，并认为《易经》占卜的天人合一认识方式是一种"共时性"方式，[①] 人的认识过程与事物的运行变化过程高度重合，心领神会，从而达到对事物发展过程及趋势的准确理解。中医学中的天人合一理论、阴阳理论以及取象比类认识方法与《易经》是一脉相承的，而且中医学不同于《易经》的太少阴阳而是"三阴三阳"。中医学中方证、药证的流变实际上也是相变、模式转换，这一点也与《易经》相同。总之，《易经》是中医学的基础理论，中医学是《易经》思想的运用并适合于医学而有所发展。同《易经》的本体一样，中医学处理的主体主要不是人体的物理结构，而是生命运动变化本身。

---

① 曹雅馨. 遥契与扞格：荣格"共时性"观念对《易经》的援用及改造 [D]. 上海：上海师范大学，2017：1-4.

二、儒家的世界图景

儒家"仁义礼智信",着眼点在于人伦,重在探讨人的道德关系。儒家以人的自然生化为起点和依据构建了人的"天地君亲师"伦理道德规则,道德源于自然规则,天地的规则是人伦规则的基础,这一点表面上是"物理规律"直接向道德规律的转化,实际上儒家是取自然之理在功能模式方面与人伦之理具有同一性而作出的,有循环论证的意思。后世儒家走向理学,进一步发展为心学。理学格致外求,心学内求,以主客一体的思维进路对人生、社会理论进行了深刻的发展。儒家在中国历史上长期的文化主体地位,对中医学的影响是全面的,尤其在中医学的医学伦理选择和实践方式上的影响深刻,塑造了中医学的外在形态。

三、中医世界观的主要特征

世界观是人们对世界存在方式的信念,是人们将自身与环境分离出来后对自身与环境相互作用反思的结果。由于世界观这种问题按照康德的分类属于先验的内容,不在现象界,所以,问题的起点就是"悬置"的,没有分析、演绎和归纳的过程,是意识和思维领悟的结果,见仁见智,既没有证实也难以证伪。这个结果有多种分类,例如时空分类、可知论不可知论分类、唯物唯心分类、动静分类等,而贯穿这些分类的就是"意识"。另外,这些分类表面上是二分类的,但实际上还是三分类的,第三个就是上帝视角的未分类的"分类者"。"分类者"或"意识"沿着世界观不同的分类演绎可以创造出风格迥异的世界图景,也许是迫于自然、社会政治经济环境和人性的差异,世界上不同地方最终选择了世界观行走的不同方向,并开辟出不同的境界来。而这个"上帝视角"可能是我们目前经中西汇通能达到的最高层级了。

中西汇通以来,"新儒家"的许多代表人物冯友兰、牟宗三、梁漱溟、熊十力及成中英、张岱年等经过毕生的研究，认为中西世界观的主要分野在"动静"，其余分类特征双方均共用。西方世界观趋向于静态，认为现象变动易逝并不可靠，致力于寻找静止的绝对不变的本质或本原。静态的世界本原为知识的形成建立了锚点和依附，形成机械的、空间的世界观图景，使空间中的具体知识得以落实。例如在分子生物学中"基因—蛋白质—组织—器官—有机体"是以静态的模型为基础构建起来的，尽管这些模式一定是动态的，但是抓住了生命存在的一定历史过程中、伴随并实现生命存在的物理世界的相对静止，就可以获得不同个体间的齐一性，很可靠地运用这个模型来了解生命的奥秘。这一点在逻辑上是存在可能性的。而中医学或传统的中国文化中世界观则趋向于动态，中国传统上并不认为现象不可靠，而是将现象作为本质来对待，例如"法于阴阳，和于术数"就是以现象的变化作为规律本身，又如法象药理学的底层逻辑就是获取药物的生发过程、制备过程及物理形态的象征，而不是药物的具体结构，即偏向于时间的演化模式而不是空间模式。但是这种世界观的重要问题在于忽视了结构本身，知识缺乏有力的锚点依附，由于缺乏对空间的重视，精确计量没有得到充分发展，最终知识由实转虚、由结构转向功能。

四、要不要回答第一性问题呢

在中医学的世界观中，世界就是一个由现象动态演绎的过程。这些现象可以是精神的也可以是物质的，可以是可知的也可以是不可知的，可以是时间的也可以是空间的，并且对这些现象本身仅进行表面的、直观的甚至是常识性的接受，并没有深入这些现象内部进行探究和定义。例如"藏象学说"中"命门"的概念本来是解剖学的，最终还是解成了虚化；脾是胰脏还是脾脏终无定论。又如经络、腧穴、气血津液等哪一个具有立体的空间意义呢？它们只有时间的广度而没有空间的深度，只能在时间的流动中进行理解。中国传统文化中的气、精气、阴阳、五行、天地、性命、心、神等范畴也是这样①，内涵仅是这些自然事物原型的表面外象，例如"气"不能翻译成"gas""air"等，而翻译成"Changing dynamic or Dynamic power（变化的状态或变化的力量）"可能会准确一些。因此，我们很难简单运用二分法界定中医学的世界观，中医学世界观就是"关系"本原论，关系的载体就是现象的"表象"或"意象"，这些象在本质上融合了人的认知情感等充分主观感受的印象。例如风寒暑湿燥火六淫，其内涵不就是人的感受吗？中医学世界观的第一性问题是不存在的，中医学世界观就是追寻关系意义，关系的根本实际上是满足人的情感诉求。

第三节　理解中医学——生成论世界图景的启示

一、引子

多年来我们一直在以一种特别的方式从事着中医学的工作，因为我们似乎无法在历史中找到足以支撑我们今天安身立命的自信，并面对未来开拓新的境界。

生命是一个根本性的问题，今天我们要对生命有所理解，如果不从根本的世界观境界进行思考是难以达到的。而我们能够理解世界的方式不外乎自上而下和自下而上，自上而下是生成观，自下而上是构成观，这是从理解世界方式的现象上来区分的；如果从认知发生的过程来看，生成观是自下而上由归纳而演绎的，构成观则是自上而下由演绎而归纳的，因为事件呈现在我们面前的就是一个整

---

① 张岱年. 张岱年全集：中国古典哲学概念范畴要论 [M]. 增订版. 北京：中华书局，2017：12 – 16.

体，而且由于我们认知过程的代入，实际上是主客交融的，求诸他物则生成，求诸自身则构成。构成论导致机械的生命观，而生成论导致目的生命观。生成观是一种相对古老的宇宙观（世界观方式），构成观则较为现代且是我们今天的主流宇宙观，现代文明没有在生成观的方式下发展起来，却在构成观的方式下发展了起来。基于哲学和历史、现实的多方面证据表明，可能当今构成观走到了一个需要升华的阶段，重拾生成观是一种有益的尝试。

生成论是一种宇宙生成观，认为世间万物和事件都是生成的。有人粗略划分中国古代宇宙生成论为神生宇宙、数术太一生宇宙、无生宇宙、天地自生宇宙、阴阳五行互生等类型。[①] 现代的宇宙观总体上也是坚持生成论的，如大爆炸理论（Big－Bang）。至于要追问生成的质料为何？这又回到了构成论的视角上。尽管如此，这个前提还是有一个假想的，中国古代认为是"气""道""一""无"等，宇宙大爆炸理论认为是"能量""场"等，终究还是一个可以想象的内容。不容易想象的则是"气"和"能量"为什么会生成万物和事件？或者说"气"和"能量"为什么会动起来，出现"聚散"，那么为什么没有"动"呢？现代物理学展现的世界图景就是："弦理论因为太小无法验证，相对论研究的对象虽然非常大但是可以验证，再大再远一些实际上就不适合人类研究和验证了。"

到这里，我认为问题已经到达思维所能达到的尽头了，一个是宇宙之外、一个是运动之外，因为我们已经把一切看成了一个整体，无法求诸他物只能求诸宇宙自身了，只能走进分析和归纳自下而上，演绎的起点就是"气"和"动"这两个源自构成论视角的内容了！为了讨论的方便，我采用"气"和"气化"来代替"能量、场"和"动"作为生成论的起点。在生成论视野下，既然气聚散万物成形，

---

① 贾晋华，曹峰. 早期中国宇宙论研究新视野 ［M］. 上海：上海人民出版社，2021：30－69.

那么秩序和过程就是第一性的，空间实体是第二性的，实践操作的对象是信息、秩序而不是空间实体，尽管空间实体参与该过程！假若非要在构成论的视角下将问题置于可以想象和理解的"空间"中，以理解"运动"和"聚散"，就有必要把"以太"这个物理学否定的历史概念拿回来。但是，在生成论假设下我们最好把自己想象成为一条二维的"虫子"，体悟"动"和"流"的意义和内涵，这样"动"就是生成本身，是宇宙的"觉知"，对人而言则是生命情感。

二、生成论的世界图景

不知道为什么，突然间寂静的、深邃的、黑暗的、没有任何波澜甚至没有一丝思绪涌动的周遭流动起来，向着四面八方激荡开去，这就是"气"。"气"至大无外、至小无内。气的激荡导致气的聚散升降从而生成了万物和事件，也规定着万物和事件的存在方式。

（一）存在——万物和事件

存在问题是最为古老和基本的哲学问题，任何一种学科都有意无意间对此做出了承诺或假设，成为其赖以存在的基础。尽管在不同的历史时期、不同的文化、不同的宗教系统、不同的哲学流派中对"存在"有着不同的理解和解释，但是"存在"回答了世界的本源问题，给了我们心灵安放之所。

"存在"问题至今仍是一个哲学问题，也就是说这仍然是一个主要凭借猜测和信念来支撑的问题。这个问题如何理解，古今中外有很多天才般的思考和结论可以供参考，柏拉图、亚里士多德、老子、孔子、笛卡尔、罗素、爱因斯坦、海德格尔、杜威……但是回归到我们个人如何理解"存在"呢？我想必须抛弃所有的成见和参考，置于感知健全的"婴儿状态"来思考这个问题。

在这样的状态之下，存在自然会被我们划分为两大类，一类是可以为我们所感知的，一类是无法为我们所感知的。可被感知的

"存在"通过感知途径视觉、触觉、嗅觉、味觉、听觉等实现。基于反应是生物的基本特征，环境内容通过感知途径刺激人体分泌相应的反应物质，形成信息模式以构建物象，这是一阶感知，其特征是直接的、完整的、主客一体的、混沌无参照的、难以输出的。然后人体就会进一步处理产生"一阶感知"[1] 物象信息的化学信号，从而产生二阶感知，二阶感知是纯内在的，这个过程则是理解的过程，是内省和反思，形成可输出的信息。可见感知内容的具体可输出形式主要取决于感知主体的"感知功能"状态和能力，既与主体的身体状况有关，也与主体的历史经验有关。被感知是存在的直接证据，也是我们理解具体"存在"的起点，因人类个体不同的感知能力，"存在"的深度被不同程度了解。但这并不等同于说"存在即被感知"，而是"存在"具有被感知的可能性［休谟第三问］。"无法感知的存在"是人类认识的边界，空间上它可划分为个体的无法感知和群体的无法感知，时间上可以划分为暂时的无法感知和永久的无法感知，无法感知并不代表不存在，而是自在地存在着的，否则就会陷入彻底的不可知论的境地。至于感知对于感知对象的干扰问题，也就是量子力学所观察到的关于测量精度和"测不准"的问题，也是无法感知的"存在"，这种现象不只是量子现象，宏观现象也存在这个问题。因此我们非常清楚，不论是否能够感知到，存在就是存在着，以我们或可以理解或不可以理解的方式存在着、以假象或真象的方式存在着、以实体结构或关系结构存在着。

　　关于"存在"问题，有两个重要的问题值得思考：一个是存在的存在问题，也就是存在的"神创论"问题；一个是"存在"的实体问题，也就是存在是实体结构还是关系结构的问题。探讨这两个问题有助于后面我们理解中医学的本体问题。

---

①　周昌乐. 机器意识：人工智能的终极挑战［M］. 北京：机械工业出版社，2020：137 - 142.

首先，存在是自然存在的还是造物主创造的？哲学史上的重要课题"证明上帝存在"就是解决这个问题的。关于这个问题，我们自己来做一个推理，如果造物主存在，那么世界包括我们自己都是被造物主主观创造的，是造物主按照一定的思想、目的设计和创造出来的。我们为什么会这样思考这个问题呢？显然，根本的原因是我们日常的活动都是具有目的性的，我们按照自己的目的行事，尽管我们可以或不可以意识到我们自己的目的是自由意志的或不是自由意志的，但目的性是客观的。另外，我们观察世界最主要观察我们自身，我们的生命活动也是按照服务于"生命存在"目的的生存和繁衍展开的。因此，我们自身的"存在"是造物主的有意而为。

那么造物主的目的何在？造物主会观察和在意我们的世界吗？造物主会控制每个人甚至一切生命和非生命的存在状态吗？还是造物主仅仅播撒了世界的种子任由其自生自灭？造物主又是否关心创造世界的材料吗？……这些问题的答案可以是"是"也可以是"否"，其"是"与"否"对我们的现实世界有什么特别意义呢？经验告诉我们：世界似乎充满了无限的可能性，有各种冗长而混杂的不确定性，也有冥冥中的各种巧合，世界既让我们相信命运也常常让我们怀疑人生。无论有没有有意识的造物主、有没有超越我们认识能力的造物主，世界还是"不为尧存，不为桀亡"。即使造物主创造了世界和我们，但他也抛弃了我们。在充满无限可能性的世界中，我们和世界仍然在无限可能中"自在"地运行着，造物主也不曾关心到每个人、每个动物每时每刻的生理和心理活动，他一定是让个体在既定的原则中或简单无序或自组织有序地运行即可。造物主存在与否对这个世界的运行似乎一点都不重要，除了一些信念外别无他物。另一种情况是造物主不存在。如果造物主不存在，那么世界就是在自在地运行，世界以其自身的材料运行着，演化出丰富无限的事件和情景，这些事件和情景此起彼伏、生生灭灭。

因此，造物主或存在或不存在。"造物主"其实不足以安放我们的心灵，否则大到人类历史的进展，小到个人境遇，何以在看似不可能的小概率事件中诞生，明晰而僵化的必然又为何不能永恒？爱因斯坦都说"造物主不会掷骰子"，而实际似乎是"造物主的确在掷骰子"。

（二）万物皆意识

气的激荡像涟漪一样扩展开去，生成了宇宙万物，涟漪的涌动方式规定了万物的流向，生成了规则和秩序，规则和秩序以时间的方式展现，而万物就在这涌动中此消彼长、生生灭灭，万物因为气而彼此联系感应。也正是在这涌动中，万物时空交错，彼此感应联络，通过感应万物在彼此中"留痕"，或者称为"反映"。反映就是基于反应（气激荡的属性）产生的，这可能就是意识的起源，"留痕"经过不断反馈折叠，在万物的生成演化中最终生成了反映的反映的反映……这样意识就产生了。

因此，万物皆意识，但意识到意识主要还是在人的层次上。

"人"的确是一种神奇的存在，起码在目前基于我们已有的知识中人类是世界运行的最高形式，而作为人的存在的重要标志就是意识和情感。意识和情感是人类存在的意义和目的所在，以至于人类一切的活动根本上是围绕意识和情感展开的。意识和情感使得人类可及的世界的物质性被完全异化，物质世界的自身运行造就了意识和情感的产生，但是这种二阶反应的迭代则产生了人类文明，这是多么神奇的事情！

但是这并不能说明物理世界是以人或人的精神意识为目的的，其实理解为人的生命体或人的精神意识是物理世界运行的一般化结果更为妥当，它甚至只是物理世界一缕短暂的震荡。也正是这缕震荡推动着人类世界向着一个似乎存在的必然目的性前进，正是这缕震荡形成和定义了物理事件和人类的意义，正是这缕震荡似乎产生了现实世界发展的约束力和终点，正是这缕震荡融入了人类的心灵中并成为人类生存、思索、追求、拼命捕捉的真谛。因此，人是世界的产物，人也是世界本身。

下面我们从传统的主客关系方面讨论一些意识的问题。

讨论意识问题离不开"主客二元论"与"主客一体"两个问题，也就是需要回答意识是否独立于主体而存在的问题。讨论这个问题首先要分别讨论主体和客体的内涵，然后讨论主体和客体的关系问题，在此基础上讨论意识的问题。

我们这里仅讨论哲学意义的主体，"主体"意味着自然界具有"主动性"的一方，"主动性"就是主体对客体可以产生二阶反应，即具有"反省"的能力才能够是"主动性"，因此，我不认为主体是基于相对而界定的。不管在怎样的世界观立场上，作为宇宙发展的一种高级、复杂、特征丰富的形式——"人"都是经典的主体。客体自然就是主体所处的环境和背景的任何"物"和"事"，具有引起主体反应的潜在能力。

主体与客体是一种怎样的关系呢？主客是基于功能和关系意义来划分的，从"质料"的角度来讲，主客体同处共同的环境中、共享相同的质料，主客体差别的一个重要来源可能是实体（质料数量、过程和结构方式）。这就是说，"主动性"源于"质料的构成方式"。关于这一点，薛定谔在《生命是什么》①中就谈到"生命运行从环境中获取的是'秩序'和'负熵'而不是物质本身"。这其实就在讨论实体与功能、实体与结构、结构与功能是谁决定谁的关系问题。站在关系本体论的立场上，实体本身难以在主体中形成印象，主体的印象只能是实体的功能性质，即实体导致环境的事件发生，或最起码是实体引起主体的、仅仅特定主体私有的反应。因此，在"主动性"的立场上，功能决定结构和实体，功能是第一性的。在实体

---

① 薛定谔. 生命是什么 [M]. 罗辽复，罗来鸥，译. 长沙：湖南科技出版社，2007：66-72.

层面上，世界本身就是实体，是质料的流逝过程，功能则既是质料流逝的刻画也是质料流逝的性质和能力，"主动性"（二阶反应或反省）实际上是质料流逝过程引起一阶反应的二阶迭代结果，因此在实体层面上，实体与功能、实体与结构、结构与功能是一个事物的两个方面，并不能说谁是第一性的。基于上述的分析，主客体在最基本的层面上是一体两面、主客一体的，而在强调主体的层面上，主体的确具有主动性和决定性。

至此，我们已经对意识的内涵有了相当认识，意识其实就是"主动性"，是主体的标志性特征，本质上是"一阶反应的二阶迭代"。意识首先具有内在性，是特定主体固有的内在性质，是主体质料流逝过程的特征，环境实体通过自然的途径刺激主体，主体就会组织自身的质料"计算"和刻画出环境的印象或模式，这些模式又会形成新的刺激实体（即记忆）产生二阶反应，并不断迭代反馈，最终形成意识产生的正反馈链条。

另外，两个关于意识的问题，一个是意识的具身性，一个是意识的多重实现。由于实体与意识是一体两面的，特定的实体产生特定的意识，特定的意识指向特定的实体，意识与实体始终处于"主客交融"的状态，因此，意识是具身性的、私有的，人们看待事物的共识和一致性则源于人们实体的相似性。意识的具身性不但指意识具有私有性，而且指意识也会由于主体实体机能和状态的改变而改变，意识的改变就是主体的实体改变。意识的多重实现可以从多个层面上进行理解；第一个层面是不同的个体主体实际上产生的意识是不同的，但是个体间的认识可以达到一致和共情，本身就说明意识是多重实现的，不同的实体可以实现相同的功能；第二个层面是在人工智能方面的情感实现[1]，也就是"硅基生命"的构造，意

---

[1]　周昌乐. 机器意识：人工智能的终极挑战［M］. 北京：机械工业出版社，2020：188－194.

识的多重实现为该目标的实现提供了可能性；第三个层面是意识的多重实现其实是现实世界多重实现的一种表现形式而已，多重实现是一种很普遍的现象①，例如不同的材料可以构建具有同样功能的建筑、人造器官和人体植入材料的实现等。多重实现的直接意义就是使对意识发生机制基于物理实体的还原变得没有意义，而基于功能或关系的还原变成现实。虽然功能和关系的来源成为多重实现理论的硬伤，但是基于意识的具身性本质关系的来源就是关系本身可以部分消解这个问题。因此，多重实现最重要的意义在于"二阶反应的迭代"具有强大的力量，这种力量就是意识的力量！这凸显了意识的重要性，也正是在这个意义上我们说意识是形而上学。

（三）生命情感——意识的升华

上面的分析说明"意识"是"反应"到"反映"的"气"的不断迭代的结果和表现，而意识的彰显则同时伴随着意识的意识的生成，也就是情感的出现。

尽管情感仅仅是宇宙之气运行大势的一缕激荡，但对于人来说情感至今仍是"气机"的最重要结果之一，以至于一定程度上将情感的关怀作为生命运行和人类一切活动的终极目的并不为过。情感发生的第一层是对"生成观"中"生"的情感，"好生而恶死"是万物维系其存在的运行状态，也是万物"秩序"生成的基础，"生"是第一情感。虽然第一情感总体上受制于"宇宙之气运行大势"，但这一点是未知的，因此，第一情感的关怀起点只能是个体，任何个体的第一情感都不能凌驾于其他个体之上，多样性的个体才是人类整体发展的源泉。第一情感的实现过程是生命生成展现的过程，衍生出代谢的情感、生殖的情感、防御的情感、秩序的情感、通讯的情感等。代谢的情感满足口腹之欲、生殖的情感满足性欲、防御的

---

① 奥卡沙. 科学哲学［M］. 韩广忠，译. 南京：译林出版社，2013：56－57.

情感满足安全欲、秩序的情感满足成就欲、通讯情感满足控制欲等。基于此，衍生出价值情感和道德情感，这是进一步对"生"之情感的意识，回答如何对待第一情感的问题，是对第一情感的辩护。饮食之欲、男女之情、安全需求是维系生命体存在的基础，是人的基本权利，不但要实现而且要充分尊重；成就欲和控制欲是支撑人类探索自然、提升人生境界、促进人类社会发展的基本情感，因此是必须得到尊重和发展的。这些价值情感在自然秩序中是基于个人的，在人类社会中任何人类的活动最终都是以落实个人的第一情感为目标的。进一步协调个体的价值情感，维系个体价值情感的存在，尊重个体的价值情感的实现就达到了道德情感的层次。道德情感则成为社会组织构建的表层秩序。

　　蒙培元先生一生对中国传统哲学的思考，最终将中国的哲学的主体定在"心灵"和"情感"，认识到中国传统的"儒释道"都将人置于自然生成的过程中，采取主客交融的、天人合一的方法寻找心灵归宿。① 中医学中将脏腑运行的最高层次定为"神魂魄意志"，这是"意识"层次的，这一层次是实现"喜怒忧思悲恐惊"七情的基础，中医学实践中将"七情"作为除饮食外最重要的内伤病因之一，可见其对情感的关怀。

---

① 陈春桂 . "人是情感的存在"：《情感与理性》的生存论启示 ［J］. 当代儒学，2022（2）：130 – 143；蒙培元 . 人是情感的存在：儒家哲学再阐释 ［J］. 社会科学战线，2003（2）：1 – 8.

第二章　中医学的价值观和生命观

第一节　中医学的价值观——复杂的"中和"

价值观是人们对事物价值判断的内在依据，根本上是由主体的性质和偏性决定的，但对于人来说，除了本能外还受到社会整体道德意识的选择，具有理性的方面。医学的价值观主要是由医学的目的决定的，维系生命的存在和缓解患者身心痛苦是医学的根本价值观，中医学也是如此，但中西医学在实践中的价值观具有具体的差别。

西方哲学中人们认为永恒不变的本质是世界上最重要的内容，这一点是从空间出发的，以分析、肢解的方式定义静态的本质。追求这些本质贯穿了自柏拉图以来的整个西方哲学和科学进程，而这些本质却一次次被解构。哲学现象学运动最终解构了终极理性，爱因斯坦"相对论"解构了绝对真理，量子理论解构了永恒和必然，可以说整个西方哲学史和科学史就是通过责问自然"人类不自由"的理由而最终导向了人的自由的可能。西方世界观导出的价值观就是理解空间、摆脱空间的束缚而走向独立人格的自由，"人"生的价值就是获得个体的真正尊严。截至目前，西方哲学的终极产品就是融于整体中的充分自由的个人，副产品则是操作空间的现代物质文明。

中医学世界观显然走上了以时间为线索的路径，空间分割不会成为认识论，连续动态现象所演进的关系模式成为认识的重点，关系模式的实现不是由具体实体决定的，而是由关系需求决定的。另外，关系是个网络，需要延展，要延展就需要向外、向上同类相求，这才有了"天人相应"。那么，基于这样的世界观会形成什么样的价值观？"关系"的价值就是对人有利的关系才是价值取向，什么样的关系是值得追求的呢？显然和平、和谐、中和、自然而然的关系才是值得追求的，而这种追求在医学上主要是立足于人的整体性与自然社会环境的同一性前提，这不但有利于人与人良性相处，也有利于人与自然良性相处。而如果是一种不平和的关系，关系体系不稳定就会出现头重脚轻或脚轻头重等问题，这都是极为危险的，会威胁事物存在。因此，也就不难理解中庸、中和、平衡、共赢的关系成为中国传统文化的价值追求。而要达到平衡稳定显然是需要极为复杂的内部关系网络的，简单的系统不但由于缺乏鲁棒性难以稳定，而且也难以形成有效的反馈自稳态。因此，中庸是复杂的、综合的，实现则是多重的。

中国的传统世界观，致力于时间和关系的理解和认识，理解和认识时间导致人们的价值根本是摆脱时间的束缚，摆脱生生灭灭，进入稳固和永恒。例如中医学的医学愿景就是"长寿"甚至"永生"，这一点西医是交给上帝的。副产品则是对生生灭灭的整体预测、宏观把握的能力，这在中国传统的"医学""运气""堪舆""命理"等具体学科中可见一斑。这样的价值观中一个重要缺点就是太过重视整体和长远利益，为了整体的利益牺牲了局部和眼下的利益，没有关照到局部才是孕育变化的母体，最终限制了知识的分化和成长，使系统陷于丧失创新和进化，这种副作用在中医学的发展中是显而易见的。另外，对关系和整体规律的追求，忽略了局部和现实的境遇，没有充分的静态分析，对现象的认识局限于表面。

第二节　中医学价值观的医学境界
——无法放弃的"想象力"

中医学或中国传统文化选择时间、过程、关系甚至功能为进路的世界观和价值观，有其内在的生物学、政治和经济原因，而且这已经成为现实并被经验所证实，因此，中医学的价值观的可能性是确定的。现在要讨论其何以可能，就是追问这种现实的价值意义，而不是内部的原因和机制。如果这种世界观和价值观能够带来面向未来、启迪现实问题、开辟新境界的价值，那么它就具有继续成立的基础，否则就仅仅是文物。

单纯以"时间"这个概念来分析和推导中医学世界观的演化，实际上类似于数学，只能在理性层面理解一些问题，我们还是要回到中医学的经验本身来了解一下中医学世界观和价值观何以可能。

中医学至今仍让人们如此着迷，直接的原因是治疗疾病的过程中以一种近乎难以理解的方式解决了实际问题，而具体的操作和实施也是以一种难以名状的神秘呈现。因此，这些案例就成为明确中医学世界观和价值观何以可能的可靠直接素材。中医学成为医学是从其基本的生命观建立开始的，"养生、永生和长寿"思想的确立标志着中医学的正式开始，这时候中医学开始按照这样的思路不断积累实际的医疗经验，记录和归纳疾病现象与干预手段的对应关系，并主动运用"永生和长寿"的框架来梳理和归类经验事实，让这些经验和事实现象的演化规律留在理论中。

中医学已经开辟了很多医学境界。

首先，建立了基于生命基本现象"生长壮老矣"的动态有机生命观，其价值就在于任何的临床中都需要在动态整体中把握诊疗的策略，其中的问题是具体实施的细节规则并不确定，需要详细的刻画和研究。

其次，比较有名的境界就是基于天文和气象层面的"运气"医学，尽管"五运六气"由于其所依赖的天文和气象基础模糊不定而难以自圆其说①，但其所提示的医学规律仍是值得重视的，关键的问题就是不能将五运六气的概念等同于病理生理的概念，而是要仔细研究其可靠的对应关系。

再次，还有一个极为重要的境界就是《伤寒论》，张仲景所开辟的伤寒疾病的理论境界是经典的以时间线索展开的，将伤寒病"七天"一个周期的演化规律附着在六经的空间中展现出来，成为后世追求"辨病辨证论治"完美结合的经典。

中医学中最富争议的一个境界就是"藏象"。表面上看藏象是以空间展开的，这就导致人们投入了大量的人力和物力去探寻其空间本质，早期"医林改错"、目前的现代化研究，其结果是越往空间结构走，中医越被解构。这实际上还是对藏象的关系本质理解不深造成的，不论是"五脏六腑""经络腧穴"还是"气血津液"都仅有肤浅表层的空间意义，其深层的意义仍是生命现象的运动模式和状态。因为这些空间概念的意义是被人为赋予的而不是自身言明的，不是从自身的运动规律中分析和推导出来的。例如，脾的定义一定不是从胰脏或脾脏的任何外形和组织结构甚至分子功能中推导和证明出来的，而是基于"消灭和转化能力"这个动态关系的实现需要被构建出来的。显然藏象的一个重要问题是能不能完成机体、器官、组织、蛋白质分子、核酸等空间问题的时间化理解；藏象的另一个关键的问题是能不能开出应对人类当下生存困境的新境界，例如能不能防治癌症。

中医学在病因、病机、治疗学、内外妇儿各科均有自身的理论和技术操作的境界。其中中药所开辟的境界是非常有趣的。首先药

---

① 王玉川. 运气探秘 [M]. 北京：华夏出版社，1993：145.

物的作用一定是在直观或取象比类的基础上经过少数的样本、无对照的、证实的方法获得的。而对药物的理解则是在脱离药物的空间意义上进行功能意义萃取的，例如药物经过火灸就会有温热的性质。

此外还有很多境界是蕴含在验方、偏方和局部经验之中的，没有从中医学固有的理论中开辟出来，例如青蒿素、三氧化二砷在西医空间意义的境界中显示出其境界。

这些境界的开拓在结果上说明中医学的世界观和价值观具有实现的可能性，而这些境界本身则提示其"何以可能"的两条规则：一个是试错，一个是想象力。正是这种特别的想象力将一连串无关的事物真正联系在一起，并通过不断试错，将自然事物按照我们的想象呈现了出来。

其中的神奇之处在于中医学并没有在试错中颠覆固有阴阳五行、藏象、病因病机等理论，而且不断地进行"证实"性的辩护，似乎并不愿意进行"证伪"性的辩护。直到今天人们开始进行证伪式的尝试，结果发现这些基本理论本身是"先验"的理性和理论的起点，本身不具有证伪的可能性，能够证伪的中医学内容主要局限在具体的干预方法和措施。与此同时，人们清楚地意识到，如果单纯定义这些理论范畴的空间性质，就会完全破坏中医学固有的"想象力"本身，最终使人们再也不能按照中医的方法去思考和工作。

第三节 中医学的生命观——在关系中"活着"

生命观是一个现代概念，主要是指人们对生命存在状态和价值的基本态度。目前定义"生命"实际上是非常困难的，不同的学科领域为适应其研究有不同的定义，但总的来说可以分为"过程论"和"空间论"，前者将生命定义为"发生、存续、消亡"过程；后者将生命定义为一定的物质结构，如有机生命和无机生命。中医学对生命的定义属于"过程论",即"生长壮老矣"。承认生命的存在,就会产生"生命观",在存在状态方面,现代我们基本上都接受"进化论""化学机械论"甚至"算法论";古代生命观则有"特创论""自生论",前者如"神创论",后者如"自然发生论"。可见确定生命的存在状态,就是区分了生命与环境的关系模式,引申出人们对生命的看法和态度,最终上升为对生命的价值和伦理的探讨。在医学中还会针对生命的一些具体特征进行定义和价值应对,例如我们目前相信的"基因决定论"就是这样的例子,它所导向的"精准医学"模式就赋予了人们当下对待医学实践的价值选择。

一、中医学的一般生命观

关于"生命",中国传统文化和医学理论并没有将其作为一个专门问题来研究和定义,而是仅局限于表象作为常识来对待,考察的重点是生命的一些形式在生产生活关系网中的功能。因此,生命观就存在自然属性、社会属性以及进一步的文化属性、道德属性等。在医学中谈到生命主要就是指"人",医学中对人的生命观主要以人的生命的自然属性为中心展开的。

人的生命的自然属性,中医学既没有真正在生物学上给出解释,也没有在人体构成上给出解释。在生物学上,从人的发生有如下一些概括。《说文解字》:"人,天地之性最贵者也。"《礼运》曰:"人者,其天地之德,阴阳之交,鬼神之会,五行之秀气也。"《素问·宝命全形论》:"天覆地载,万物悉备,莫贵于人。人以天地之气生,四时之法成。……夫人生于地,悬命于天;天地合气,命之曰人。"《太上老君内观经》:"天地媾精,阴阳布化,万物以生。承其宿业,分灵道一。父母和合,人受其生。"在人体构成方面,中医学仅限于五脏六腑的肤浅外观了解,就通过生命过程中一些显而易见的现象常识和想象,结合阴阳五行构建了"五脏为中心,经络为连属,外廓四肢百骸,周流气血津液,化生五神"的人体结构和功能模型。

因此，对人的生命体的内在并没有直接的知识和认识，对内在的认识只能通过将人的生命体置于自然和社会环境之中和外在的宏观表现来认识。中医学基于其过程和关系的认识视角，认识到许多生命规律，进而形成相应的生命观。

人生命的自然属性所引申出来的生命观则是"人自身是一个系统整体""阴阳相合""天人相应""人与地理相应""父母与子女相应"，推而广之，同类相求，人与万物相应，这样一种联系的整体观，联系的中介就是气。

气机运行是生命的表现形式，气机聚散运行极为复杂，气机运行保持人体健康的状态就是"中和""阴平阳秘"，如《阴阳应象大论》阴阳平衡论，《六微旨大论》气机升降出入则神机存而中和之道；与环境相符合顺应，而不是控制环境。

整体观和气机观的实际指导意义就是确立了中医学的"生成因果观"而非"机械因果观"，任何生命事件都是有原因的，原因就在自身和环境中。而这些原因的解释则是基于阴阳五行的"想象力"。这里有一个原本的参照，也就是"法于阴阳，和于术数"，从天地自然的运动趋势和方向来建立人的生命模型和解释生命现象。

"生命"有许多特征，但重要的特征不外乎生殖、饮食、存在，这就引申出"长生"的生命观，这就是养生。养生的底层逻辑则是人的生命的有限性、脆弱性、单向性，养生的根本目的就是维持生命体的存在，这一点中医学与道家思想一致，无关生命的意义，要说意义就是"活着"。

这里又可以引申出一种中医学的生命观，即"生存观"，这是生命意义的基础，而医学的第一要务就是保持生命体"存在"，并且无关乎其余任何价值，这其实就是医学和医德的底线。

为了活着，就必须考虑自身的强弱，受儒家思想影响，中医学形成正邪观，"正气内存邪不可干"。

为了活着，中医学提出了维持健康最为重要的生命观"五神观"，五神藏于五脏，也是脏腑系统生理运行的最终表现形式，调神在防御内外邪气方面均具有重要的意义。如《素问·上古天真论》："法于阴阳，和于术数，……故能形与神俱，……度百岁乃去。……精神内守，病安从来。"《素问·四气调神大论》："春三月，……，以使志生，夏三月，……，使志勿怒，秋三月，……，使志安宁，冬三月，……，使志若伏若匿……"《灵枢·本藏》："人之血气精神者，所以奉生而周于性命者也；……志意者，所以御精神，收魂魄，适寒温，和喜怒者也。……志意和则精神专直，魂魄不散，悔怒不起，五脏不受邪矣。"《灵枢·本神》："天之在我者德也，地之在我者气也。德流气薄而生者也。故生之来谓之精；两精相搏谓之神；随神往来者谓之魂；并精而出入者谓之魄；所以任物者谓之心；心有所忆谓之意；意之所存谓之志；因志而存变谓之思；因思而远慕谓之虑；因虑而处物谓之智。"人体模型的最高层次和目的是化生神魂魄意志"五神"，五神是人体实现社会功能的基础和直接媒介，而接触身心的痛苦才能实现"五神"，因此"五神"观是医学的最高境界。

形神观，形与神俱是生命系统稳定的基础，不同的生命系统具有不同的神。《素问·上古天真论》："法于阴阳，和于术数，……故能形与神俱，……度百岁乃去。"《素问·阴阳应象大论》："人有五脏化五气，以生喜怒悲忧恐。故喜怒伤气，寒暑伤形。暴怒伤阴，暴喜伤阳。厥气上行，满脉去形。喜怒不节，寒暑过度，生乃不固。"《灵枢·阴阳二十五人》："木形之人，……有才，劳心少力多忧，劳于事……"《灵枢·阴阳二十五人》："少阴之人，小贪而贼心，见人有亡，常若有得，好伤好害，见人有荣，乃反愠怒，心疾而无恩，此少阴之人也。……阴阳和平之人，居处安静，无为惧惧，无为欣欣，宛然从物，或与不争，与时变化，尊则谦谦，谭而不治，是谓至治。"

综上，我们在医学上归纳出中医的一般生命观：整体观、系统观、天人观、阴阳观、气机观、因果观、中和平衡观、养生观、存在观、正邪观、五神观和形神观等。

人生命的自然属性主要是按照道家思想构建的，其基本的价值理念仍然是"法于自然"，与自然天地运行规律一致的就是正常的生命状态，人类生命的过程应该像天地一样"自强不息，厚德载物"，最终通过爱护、尊重人的自然本性、人的生命达到长生的目的。当然人的生命观还有各种社会属性、文化属性等，这些不是医学的任务，故在此不论。

二、中医学的老弱妇孺生命观

以上是中医学一般的生命观，也是《黄帝内经》主要讨论的内容，而对待老弱妇孺的健康态度可以更为深刻地反映中医学的生命观。

在中国长期的历史过程中，婴幼儿及儿童的生命观是由成年人决定的，特别是由处于生殖年龄的青壮年和处于经济主导地位的成年人来决定的，弃婴、杀婴等在现实中一度被默许，因此，历史中一直认为"小儿不为命"①。这是经济、文化等具体原因导致的，也是社会医疗技术不发达、婴幼儿高死亡率的情况导致的，更是侧面说明历史的丛林法则在对待弱势群体上的遗留。但是，这毕竟是社会现象，并不是医学现象，随着经济和文化的发展，目前婴幼儿的生命已成为社会整个生命观的中心。

在中医学中生命至重，对待生命从来没有强权和丛林法则，只有无限地关照生命的发生和续存。中医学对婴幼儿生命的关注开始于优生优育、养胎、胎教，直到生产、养育各个阶段，相关的生理病理的探索至少起始于远古时期，直到汉代已经形成一定的理论体系，至少不晚于唐宋即形成较为成熟的儿科学。例如《山海经》所

---

① 越海波. 中国古代成人的婴幼儿生命观［D］. 西安：陕西师范大学，2015.

载的巫方是传说中我国最早的儿科医生，而西汉《五十二病方》中有关于"婴儿病痫""婴儿瘛"的记述。马王堆汉墓帛书《胎产书》记载了十月养胎法，西汉贾谊的《贾子新书》提出"胎教"的具体方法。《素问·上古天真论》详细记录男女生命发展过程。东汉《颅囟经》对婴幼儿抚养及常见疾病如寒热、食积、咳喘、利下、疳惊癫痫及外科疾病的诊治均具有具体的方案。之后的《诸病源候论》系统记载了255种儿科养育及内外科疾病，唐太医署医科系下设"少小"科。宋明之后儿科学专著流传显著增加，被认为是儿科学的成熟期，例如钱乙《小儿药证直诀》《幼幼新书》、陈文中《小儿痘疹方论》、曾世荣《活幼心书》、万全《幼科发挥》、熊应雄《小儿推拿广义》等。可见，婴幼儿及儿童疾病在中医学中得到了充分的重视，与社会视域下"小儿不为命"的现实有着显著的不同，体现出医学的基本生命观：保持生命的存在。

自夏商周起，中国进入封建社会之后，男尊女卑成为一种长期的社会共识，不可否认多数杀婴事件的受害者是女婴。但是，在中医学中没有这种生命观和实践，相反，中医学中男女分阴阳而论，看待的是二者的功能关系，是基于生命续存的平等生命价值观。因此，中医妇科学同儿科学一样在宋明时期走向成熟，绵延数百年。这里值得指出的是中医学对妇女的关注除了养生和常见疾病外，还关注避孕和堕胎。可见，中医学对妇女生命续存和身心健康的保护具有全面的关注。

至于老年人的生命观，中医学并没有专门的老年医学，历来将其归入常规成人的范畴中对待。不过从《内经》开始就认为老年人虚弱为主，宋代陈直有专著《养老奉亲书》认为老年体虚不甚药力，上篇给予较为系统的食疗方案。实际的临床中老年人固然有虚的一面，但是一些危重和急病如心衰、中风急性期、重症肺炎等均以实证为主虚证为辅，老年人常见的恶性肿瘤同样如此。《养老奉亲书》下篇针对这些疾病同样给了攻邪为主的治疗。所以，对于老年人中医学主要的生命观仍然是"生命的续存和健康维持"。

三、医、道生命观之异同

关于中医学的生命观，有必要和道家的生命观有所区分。中医学发端于中国传统文化，而中国传统文化是儒道释合流的文化，儒道释是中国人传统上安身立命的精神支柱，是维系中国人生息繁衍的理性工具。中医学是医学，其学科使命决定了其生命观就是"生命的续存和健康维持"，但是其仍然在儒道释的文化框架下。儒家侧重于关系对待，在医学中用于构建藏象和病因病机理论解释。佛家主要应用在心理治疗方面。道家则和中医学共享病理生理学、养生学甚至一些治疗学的内容，例如道士葛洪还是重要的医药学家，中医学中藏象经络等系统的认定与道家"内景返观"的认识方法密不可分。那么，二者的生命观是否一样呢？

首先，医、道是不同的领域，各自的目的和使命不同。① 道教以永生为目标，具体说就是基于"天人相应"的信念通过医药学手段改变身体机能，达到永生成仙的目的。问题的关键在于"成仙"能够成为为道者和"道学"的根本信念，也就是医药学手段与永生之间的因果关系是被无条件信任的。中医学则与之相反，并不认为医药学手段可以达到永生，最多也就是"尽天年，度百岁而去"，中医学的目的就是医学目的，促进和维护健康，辅助生命走在尽量正常的路径上。其次是生死观不同，中医学只有长寿观而没有永生观，道家则以永生观为根本。再次是实践观不同，中医学的医学经验是接受实践检验的，客观承认正误的理性实践观，道家则基于信念和内省的主观实践观，是非理性实践观。还有，生理观不同，道家相信人的肉体存在获得永生的内在机能，这一点在今天看来其实是有

---

① 程乐松. 身体、不死与神秘主义：道教信仰的观念史视角 [M]. 北京：北京大学出版社，2017：128 - 148.

积极意义的。中医学则基本坚持生命有限论。最后，道家相信神秘主义，重视鬼神精灵等神秘力量。中医也相信鬼神精灵的存在，但仅限于思维逻辑无法解决和理解的特殊情况，其根本的生命信念仍是可知论和理性的生命观。

因此，中医学与道家的生命观是"一源二歧"。

四、中医学生命观的价值意义

通过对中医学的生命观的讨论，我们正试图进一步回答中医学价值观的一个重要问题：中医学的生命观是否足以支撑中医学继续为人类开拓新的医学境界，也就是中医学何以可能？

通过对中医学世界观和价值观的分析，我们发现不论中医学的具体方法有多么朴素和粗糙，而其之所以可能就是因为中医学贯彻的是一种理性的、实践的精神，两个关键的工具就是"试错"和"想象力"，这正是科学精神的实质所在。而对生命观的分析则得到中医学根本生命观就是"维持生命的续存和健康"，而且中医学实践加想象力总结的一些具体的生命观，如整体观、系统观、天人观、阴阳观、气机观、因果观、中和平衡观、养生观、存在观、正邪观、五神观和形神观等，使得中医学很大程度上可以实现其根本生命观。"维持生命的续存和健康"这个中医学的根本生命观完全是医学本身的生命观，是不分老幼贵贱的、完全人道的、公平的、理性的、严谨的、现代的生命观。因此，从根本上来讲，中医学的生命观足以支撑中医学的发展，中医学在未来具有可能性。

第四节　基于生成论的中医生命观
——神奇的"秩序"

一、秩序

空间实体是占据空间的事物，秩序则是空间实体的延展方式，通俗地说就是空间实体的安放顺序和运动顺序。尤其是从构成论的视角来看，任何空间实体都有其特定的秩序，小到原子大到有机分子再到细胞、组织、器官、人体……，这些空间实体的组件必须按照特定的顺序方式安放才能成为其自身。进一步，让静态的秩序动起来，实际上它们就是在运动中的，会呈现新的秩序，它们的运动是按照特定而不是随机的顺序展开的，这种动态的秩序才是真正的秩序本身，构成论视角下的空间实体和秩序只是动态秩序的特殊情况或忽略时间因素下的静态切片。在这种情境下生成论的世界图景就展现了出来，正是气的激荡动力规定了这样的秩序。

在生成论视野下，生命发展具有方向性和目的性。生命本身就是目的性的，这种目的性的生成是"气"激荡的过程和结果，空间实体所展现的生命秩序就是"气"流动过程中所生成的。生命秩序展现出气流动的力量，这股生命之力就规定了个体生命的流动方向，约束个体生命过程向着既定的方向发展，约束各种生理病理活动的配置和发展方式，约束生命运动向着生命情感最高目的的实现。

生成论的精髓就是"秩序"。秩序有什么意义呢？本章第一节的分析说明秩序本身是世界的基本属性，它是气机的直接表达方式，气的激荡化生万物就是化生万物的组织方式，没有秩序气无法搭建万物，没有秩序万物无以延绵。例如光波因频率不同而具有完全不同的性质。又如人的生命，在静态上基因、蛋白质、细胞、组织、器官都是以特定的秩序①组织的，改变相应的秩序，秩序就会发生相变，不再是应该的样子；在动态上，这些人体成分特定的秩序代表了特定的生理病理格局，胎儿、婴儿、儿童、少年、壮年、老年，健康与疾病均有各自的秩序格局。特别是疾病状态下，如果从秩序格局来理解，疾病的本质和辨证论治就有更为深刻的内涵，即使极为严重的疾病也有逆转的可能性。生命的过程就是秩序演进的过程，或者说气化的过程。

二、空间实体的微观和宏观统一于秩序

尺度是非常重要的物理学范畴，也是我们今天经常用来研究中医学的工具。任何空间实体都是有一定尺度的，不同的尺度范围有不同的物理秩序。自笛卡尔之后，还原论的方法被广泛用到科学研究之中，还原论的方法主要是因面对复杂的系统进行处理的时候无法进入而采取简化的方法平衡复杂因素后仅对简单系统进行研究的方法，通过一步步不断逼问自然获得对秩序的认识。例如牛顿力学中，万有引力只研究两个天体之间的关系，而且忽略其他任何天体和空间物质，但是万有引力不能解决三体问题。而现实的系统和事物的因素绝大多数都是超过"三"的，目前认为三体问题的数学解是不确定的，而其本质是"混沌"。还原论最被诟病的问题就是进行到一定层次或尺度后，无法解释也无法在实际中推导出上一层次秩序的问题。② 多年来人们一直在思考这个问题，整体论主义者就此不断指责还原论主义者，但是一直以来整体论主义者也只是强调"整体观、系统观"，并没有拿出可靠的解决方案。因为任何问题你不进行拆解是无法完全认识的，要不你就需要具有像中医学那样能够从

①　樊启昶. 解析生命：从系统论的视角探讨生命的起源于演化 [M]. 3 版. 北京：高等教育出版社，2018：96 – 100.

②　孙圣. 思想的粒度与边界：泛化目的论的突现解释何以可能 [M]. 北京：新华出版社，2020：80 – 85.

外部猜准内部、从眼前猜准将来的能力。可惜没有。还原论者中后来发展起系统论，基本的思路就是尽量采用还原论的方法穷尽一个系统的局部规则，然后通过数学建模方法重建系统，进而达到完全模拟系统秩序的目的，较为有代表性的如"电子细胞"，生物学领域的生物信息学之类。但实际问题远不止这么简单。问题的关键是没有彻底贯彻"秩序"，任何还原方法简化和破坏的都是秩序，秩序不只是空间的，而且根本上是动态的。因此，微观的知识越来越多，层次的跨越总是"一尺之棰，日取其半，万世不竭"。

　　而从生成论和秩序的角度来理解这个问题似乎又不是个问题。万物和事件是气化过程中生成的，事物既成状态本身就是微观和宏观等各种尺度的统一，严格来讲并没有宏观和微观的鸿沟，这个鸿沟是认识过程造成的。还原论的认识过程舍去了事物的本来秩序，或者还原论认识路径下事物实际上已经被异化而不是事物本身，因此，微观到宏观的跨越需要修复的是秩序的安排过程，按照耗散结构理论这个过程可能并不是完全可逆的，走还原的路径并不能恢复事物的秩序。要理解事物的秩序，恢复事物的秩序，在生成论的视域下开辟境界才可能实现。中医学在这个角度上进行了大量探索，有一些成功的方法是值得考虑的，比如取象比类的方法、辨证论治的方法、数术的方法都取得了很多经验，这些方法不论是解决当下问题还是预测未来均获得了相当的成功，虽然很多问题没有解决，但是不失为借鉴。以取象比类方法构建的法象药理学，起码主观上是获取损益病机的秩序，通过试错获得了成功的经验，那么现代的我们能不能萃取事物的秩序进而开发具备病症所需的秩序进行疗病，而不是专注于化学结构呢？辨证论治就是辨别疾病相应的秩序进而选择相应的秩序来治疗疾病，当然我们经常面临的问题不是不理解秩序，而是没有获得应对该秩序的秩序。

三、偶然性和必然性统一于秩序

必然性很可能只存在于理性世界中，偶然性则是真实世界。在现代科学发展的过程中，由于还原论和理性主义主导，科学理论在理性上具有必然性，但是现实总是充满各种各样的偶然性，因此不得已发展出概率论，用来专门处理偶然事件。统计学上一般使用基于数学理性的统计推断估计理论的把握度，但是从根本上讲不论多强的把握度在偶然的现实面前都显得软弱无力。也就是说现代科学的必然性是理性的必然性、数学的必然性，而不是事物本身的必然性，而偶然性才是事物必然性的体现。

但是偶然性在生成论的视角下是不存在的，因为，当我们完全把握了事物的发生发展过程的秩序后，我们心理清楚地知道万事万物都是因果联系的，没有断裂的不连续的事件，也没有偶然的事件。一些看似偶然的事件或两个不相关的事物实际上是有着必然联系的，比如临床医生会相信没有原因的疾病吗？就算找不到原因，在内心深处我们从来也不会这样认为的。这也许就是"缘"发生的内在基础和内涵。而在生成论视角下，气激荡运行本来有既定的方向和方式，也就是秩序，大的秩序造就小的秩序，层层嵌套，最终导向事物的不同阶段和状态。因此，在中国古代的科学技术中很少针对偶然性本身进行理论研究，但实际中，中国古代的科学技术一直在解决"偶然性问题"。例如数术中的天文历法、看相、堪舆、命理和卜算都是在处理偶然性问题。中医学辨证论治正是一种处理偶然事件的方法。辨证论治依据于症状，这些症状很少能基于科学逻辑的方法互相之间推导出来，任何疾病也都会出现或多或少的临床症状，包括现代检验检查的异常，这些异常的出现或不出现、出现的多少在现代医学视角下一定是偶然的，但是辨证论治不这样认为，多有多的原因、少有少的原因，都是气化的结果，是生命秩序的紊乱，从而判定各种紊乱的秩序格局，为治疗提供指导。

四、秩序的理解方法——主客交融

理解秩序，首先还是要站在生成论的视角上，这样我们才能理解感应，从而联系地、整体地、发展地观察和理解事物，向事物所处的周遭和历史进程中索要问题的答案，从而构建出损强扶弱、达到中正平和为预期的模型和方法。从构成论的视角理解世界，秩序与空间实体构成了现象的世界。空间实体就是占据空间的事件，秩序则是空间实体的空间安放顺序和运动顺序，秩序本身是不占据空间的事件，或者说秩序就是空间本身。秩序与空间实体的关系在于秩序是空间实体的基本属性，秩序是空间实体的秩序，尤其是在人类的认识上如此；空间实体只是秩序的载体之一，秩序具有多重实现性，不占据空间的事件也具有秩序，例如语言、信息、文化等。

理解秩序可采取"扎根理论"① 的方法，设身处地，深入到事件发生的过程中去了解和理解事物发生的过程，深刻体会和理解到原始的真实世界事件的发生发展历程，才可能发现真实事件秩序生成的模式和对应的"解药"。在医学上，体现为临床经验的重要性。中医学的四诊完全就是一种沉浸式的"扎根理论"方法，虽然是横断面获取资料，但是经过既往经验和审证求因的过程，达到对事件的完整理解，所以才会出现"同病异治，异病同治"看似逻辑矛盾的现象，这正是生成论的个体化、多重实现的优势所在，何尝不是医学的一种境界呢？

当然，构成论和还原论的视角同样是非常重要的方法，以前中医学没有这种方法或者不擅长这种方法，但是这么一种优秀的方法摆在面前是不能忽视的。这个视域下的方法可以获得单凭心智无法

① 于河，王雨菡，马雪颜，等. 解析名老中医传承扎根理论研究实施中的常见问题 [J]. 中华中医药杂志，2022，37（12）：6956 - 6961；田霖. 扎根理论评述及其实际应用 [J]. 经济研究导刊，2012，（10）：224 - 225，231.

体会和发现的秩序。这一点在今天无需多言。也就是对于秩序的理解是基于"主客交融"的一体化认识路径完成的。

（一）主客一元论的一般理解

单独讨论主客一元论较为抽象，特别是习惯了主客二元论的思维习惯，很难理解将主体融入客体是如何思考和认识客体的，似乎这是个悖论，既然主客相融了又如何能以主体的角度认识客体呢？我们应该清醒地认识到，意识是物理世界相互作用的结果，意识对世界的反映既有即时性也有历史性，也就是意识与世界运动可以同步，这就是主客相融；也可以留痕成为记忆，记忆则成为理论的源泉和拼接世界图景的材料，从而产生主客分离。因此，最常见的主客一元认识论形式就是实践的过程，实践过程中主体充分理解和把握客体的过程，二者同步就能取得较好的结果，而二者不同步就说明主体没有理解正在操作的客体，结果就达不到预期。这还不是问题的关键，问题的关键在于主客体相融后主体还是要从客体中走出来，才能形成理论。走出来有两种方式：一种方式是主客分离、抽象分解信息，一种方式是主体将理解到的客体所有信息都记录下来进行整体理解。显然，主客一元论属于后者，例如，外感风寒表证是一组宏观症状决定的甚至还包括患者发病的内外诱因，而不是单一症状或单一病原微生物决定的。这就是中医学发生和发展的实际认识推动力，也是中医学之为中医学的重要基础和原创思维，抛弃这种主客一元论的认识论后必然走向主客二元论和还原论。

所以，中医学的发展在于两个方面：一个方面是如何提高主体对客体的认识能力，特别是在主客交融的过程中捕捉到更为丰富而有价值的信息；另一个方面是如何提高对主客交融认识实践过程中获得的复杂全方位完整信息的处理能力。在中医学的历史过程中已经通过阴阳五行为基础的解读整体信息的方式激活了主客一体的认识能力，发展了目前的中医学。但是我们今天不但面对很多中医学也不能很好解决的重大疑难疾病，而且中医学本身的生存和发展也面临着巨大的挑战。因此，目前迫切需要主客一元论认识论的再次激活。那么如何激活呢？这就要从上述两个方面进行思考。

关于主客一元论认识论的再次激活，首先我们需要清醒地知道认识是可以实现的，主客交融的过程中客体的信息是复杂的、多样的、大量的，但是它都传递到了主体。但这并不意味着主体都能够意识到和捕捉到，还需要采取一些方式方法来完成信息的获取。例如肝阳上亢的证型，患者头晕目眩、耳鸣、头重脚轻、烦躁易怒、腰酸膝软，表现出下元亏虚、风阳上扰的即时病机，同时还要考虑到病因、年龄、时间、气候、体质、心理性格、社会环境等因素，就获得了肝阳上亢相对完整的病机链。这是传统的主客相融获得的整体信息，但是在数量上、深度上、质量上是否足够呢？显然不够，因为这些信息的定量不够，肝阳上亢还应该有亚型的存在，亚型的区分就需要定量化。当然，定量目前主要是基于群体标准的，但对个体来说如何确定个体标准则成为完成定量的关键，也就是如何解读单个症状对病情的贡献度。证型资料的细化和定量化是提高主体对客体认识的重要内容。其次就是微观物理实体信息的获取，例如肝阳上亢证型下激素水平的变化和对证型的贡献度。这两个方面对于丰富和完善主客交融实践过程中信息的完整性均十分重要，对于提高临床诊断有重要意义。

还有就是对整体信息的解读和理解，这也有两个方面，一方面是整体理解，直接刻画；一方面是分解刻画。直接刻画必须有一定的参考才能进行，也就是必须把这个信息放在一个更大的关系网中才能理解它的意义。显然中医学原有的方法以生命维持生存的目的性作为参照，采用阴阳五行理论对信息内部因素的趋势关系进行了刻画，而且基于天人相应的参照，采用取象比类方法对信息的外部特征进行了刻画。例如肝阳上亢，内部信息为下虚上盛，外部信息为风阳上扰应于风象。除了这种刻画方式，还有哪些更有效准确的整体刻画方式呢？这是个极为重要的问题，有待进一步的研究。分解刻画则只能按照还原论的方法进行。

（二）主客交融的一种方式——意象思维

1. 何谓意象思维

近年来意象思维逐渐受到重视，学界进行了许多研究和探索，如王树人《回归原创之思——"象思维"视野下的中国智慧》，张祥龙《概念化思维与象思维》，最近王颖晓等还编著了专门研究中医学的《意象思维·援物取象比类》，还有王永炎、张其成等研究小组发表的许多期刊文献以及博士论文都专题研究了这个问题，如鲁杰《中医意象思维的心理学研究》、王中杰《〈内经〉思维方式的形成、发展与当代冲击——一种于理论层面对中医思维方式的诠释》、史业骞《象思维对方药学的影响》等。这些文献主要反映了目前人们在五四运动以来经历概念思维的洗礼，对中国 5000 年来一直习以为常的意象思维的再认识过程，也是探寻未来中国和中医走向的努力。接下来主要分析一下我对这个问题的思考。

世界是动态联系的，万事万物都是相互感应的，万事万物都在动态交互感应过程中经验着、经历着，我们的确不能两次跨过同一条河流，但是我们重复经验着河流，重复经验着昼夜和生命的传承，世界就是在动与静的、确定与不确定的、有序与混沌的辩证状态中经验着、经历着，我们面对的真实世界是一个动态多向而且我们融于其中、参与其中的状态。因此，对世界的认识和把握也有两种主要的方式，一种是动态的、实时的、全息的，一种是静态的、片段的、局部的，这就导致了后者的概念思维和前者的意象思维两种方式。

意象思维是人类最基本的思维方式，是人类主体置于世界中对世界交融一体的境遇下的感知的理解，感知是象，理解是意，而后这种理解主要被语言表达出来。语言表达是遵循相应逻辑规则的，语言表达需要名词化和定义化，这就形成了概念思维，因此，概念思维信息会有损失，所以人们还采用诗歌、绘画、戏曲、舞蹈、摄影、音乐等艺术形式来表达这些理解，弥补概念思维的信息损失。[①]意象思维对于认知本身来讲是没有信息损失的，对同一认知对象只有个体之间的差异，而每个个体本身都是真实的、无损的，也就是主体间性理论所表达的意思，正如"道可道，非常道，名可名，非常名"。意象思维是人类一切思维活动的基础和源泉，也是人类创造力来源的根本，其多样性和灵活性正是世界本象的表现，而概念化思维和逻辑思维只是对意象思维的局部、抽象表达和异化。因此，创造性活动中，意象是突破 0 到 1 之间无限接近悖论的方法，而逻辑和概念则是在弥补这种突变的机械环节。意象思维还有一个重要的特点就是它是对世界本身的全息理解、现象化理解（现象即本质），因此，这是一种同化的思维和认知视角，在于通过类比来理解事件，如中药与人体的对应关系是基于中药生物学和制备过程意象与人体生命特征意象的整体化对应而不是化学物质的对应，而且化学质谱也的确不是中药疗效的充分必要条件。而概念思维则是解剖分析的思维视角，这是由其认知过程必须建立概念，假想时间固定、静止的情境下才能进行思维操作的认知方式决定的，因此，概念化思维的结果就是抽象的、异化的、脱离事件本身的、非自然的，这是现代工业文明的异化社会风貌完全不同于农业社会的自然社会风貌的思维原因。

无疑，中医学是以意象思维为主进行医学研究和临床实践的，它以人对环境的整体反应性为基础进行研究，是以人为本的动态整体。现代西方医学是以生物化学和物理学为研究对象的，医学知识中很大一部分是化学知识，特别是对疾病的理解和治疗方面完全是

---

① 王树人. 回归原创之思："象思维"视野下的中国智慧［M］. 南京：江苏人民出版社，2020：1－54.

化学知识，西医学研究的不是疾病本身而是化学物质之间的关系，例如 IL-6 是以其细胞受体为对象的。因此，需要理性看待中西医的这种差别。①

2. 意象思维的过程

任何思维方式的推理都需要遵循矛盾律、同一律和排中律，意象思维同样如此。任何事物都具有两面性，言此即言彼。而实际的思维过程中大体分为两个阶段，第一个阶段是感应阶段，也就是事物在认知主体的映射，这时候是基于主体的二者交互融合状态。类似于一束光打在翡翠上的状态，这时的信息对于人来说是具身性的、直觉的、不只是神经系统而是全身感知的、全息的，但不一定是可以完全言说的，这个状态也有一个信息损伤就是主体本身对信息的不完全感应，如光束不可能完全映射翡翠而总要散射一样，而且主体也会因自身特质而扭曲光束，这是第一次信息损失。这个阶段还有一个基础问题就是主客一体还可能包括一个层次就是人身小宇宙与环境大宇宙是全息关系，主客互作实际上是伪命题，主客实际是完全同步的，表面上表现为超距作用，也就是主客完全的同步而彼此不分，按照这个情况主体就不会损伤任何信息。第二个阶段就是将混沌的第一阶段信息进行显化和理性分析，言之名之，言名的过程就会造成信息的损伤。这个损伤包括两方面：一方面是只能执其一端，如或名阴或名阳，然而名阳必然暗含其阴，名阴必然暗含其阳；一方面是名之就必须具有相应的参照和规定性，这就是类比的过程，既然是类比必然损伤无法类比的信息，这也是下定义和概念边界约束的信息损失，否则就无法言名，最终造成主客一体主客同步的事后割裂，因为言名的过程实际上是事后的反思而不是事物本身，这又是语言的缺陷造成的表面悖论。因此，从思维方式的角度

---

① 梁茂新，范颖，李国信. 中医学的理性选择［M］. 北京：人民卫生出版社，2015：245 - 257.

考虑，概念思维处于静态事后的对事件割裂的状态，信息损失是显而易见的；意象思维虽然是追求主客交融的同步性，思在做中，做在思中，不可分割，但是指导做的本质参照是类比性的推理，也具有一定的事后性，即使能够做到同步也同样会损伤信息。可见，一旦进入理性思维阶段，无论是概念化思维还是意象思维对于信息的损伤似乎难以避免。概念化思维在既定的边界中处理概念之间的互作关系，概念之间的推理是概念之间的决定和依存关系。意象思维在既定的意象中处理意象之间的关系，但是意象之间的关系不一定有相互的依存关系，如证型的确定是一个意象（以人的个体化为参照）或一组意象的关系来确定的，而不存在意象之间的实际相互作用和决定，脉象滑数不决定舌红目赤，而是二者共同决定热的证型。这就是说我们如何处理意象之间的关系问题呢？还是跳出来直接操作意象本身按照意象的不同集合来认定其意义？显然中医学擅长后者，那么问题就转移到意象集合的意义评价和认识上了。意象操作才是问题的关键。意象操作实际上只有两种中心方法：一种是取象类比，一种是试错法。在满足一定价值需要的目标下，两种方法的互作实现了其意义。至于演绎归纳等则处于意象思维的边缘，逻辑推理的三大定律当然也包含其中却也处于辅助和边缘状态，意象思维过程并不违反逻辑规律。因此，意象思维操作的意义源于主体的价值，而不是源于意象之间的关系，因为意象之间没有实际的决定和依存关系，它们之间没有因果实质关系。所以，意象思维需要类比参照和价值实现两个元素。

确定离散的临床现象之间的关系和意义，能不能对生物化学事件的现象进行意象理解？这显然是一种以现象为根本，直接处理现象的方式。

解剖几只"麻雀"：

(1)柴胡加龙骨牡蛎汤：《伤寒论》、伤寒八九日，下之，胸满烦惊，小便不利，谵语，一身尽重，不可转侧者，柴胡加龙骨牡蛎汤主之。

柴胡（四两）、龙骨、黄芩、生姜（切）、铅丹、人参、桂枝（去皮）、茯苓（各一两半）、半夏（二合半，洗）、大黄（二两）、牡蛎（一两半，熬）、大枣（六枚，擘）。

上十二味，以水八升，煮取四升，内大黄，切如棋子，更煮一两沸，去滓，温服一升。本云柴胡汤，今加龙骨等。

（2）补中益气汤：《内外伤辨惑论》气高而喘，自汗，身热而烦，脾胃腹中急痛，心乱而烦（血虚、气滞），其脉洪大而头痛，或渴不止，皮肤不任风寒而生寒热。

黄芪（劳役病热甚者一钱）、甘草（炙，以上各五分）、人参（去芦）、升麻、柴胡、橘皮、当归身（酒洗）、白术（以上各三分）、黄柏、生地、朱砂、葛根。

口干咽干加干葛，少加黄柏以救肾水，能泻阴中之伏火。如烦犹不止，少加生地黄补肾水，水旺而心火自降。如气浮心乱，以朱砂安神丸镇固之则愈。上件哎咀，都作一服，水二盏，煎至一盏，去渣，早饭后温服。如伤之重者，二服而愈，量轻重治之。

（3）糖尿病：糖尿病是一组以高血糖为特征的代谢性疾病。高血糖则是由于胰岛素分泌缺陷或其生物作用受损，或两者兼有引起。长期存在高血糖，导致各种组织，特别是眼、肾、心脏、血管、神经的慢性损害、功能障碍。

（4）癌症：癌症从根本上说是一种组织生长调节疾病。癌症具有细胞分化和增殖异常、生长失去控制、浸润性和转移性等生物学特征，其发生是一个多因子、多步骤的复杂过程，分为致癌、促癌、演进三个过程，与吸烟、感染、职业暴露、环境污染、不合理膳食、遗传因素密切相关。

（5）炎症：是指具有血管系统的活体组织对致炎因子及局部损伤所发生的防御性为主的反应，中心环节是血管反应，是生物组织受到外伤、出血或病原感染等刺激，激发的生理反应。其中包括了红肿、发热、疼痛等症状。

下面针对以上五只"麻雀"进行概念思维和意象思维分析。

前两个问题是意象思维的结果。柴胡加龙骨牡蛎汤证是对"伤寒八九日，下之，胸满烦惊，小便不利，谵语，一身尽重，不可转侧者"的意象意义操作；补中益气汤证是对"气高而喘，自汗，身热而烦，脾胃腹中急痛，心乱而烦，其脉洪大而头痛，或渴不止，皮肤不任风寒而生寒热"的意象意义操作。这里各个症状的描述和定义首先具有概念的意义，如"伤寒""下之""小便不利""谵语""自汗""脾胃""脉洪大"这些名词在中医学中有着较为明确的内涵和外延，是明确的概念。而"胸满烦惊""一身尽重""气高而喘""身热而烦""脾胃腹中急痛""脉洪大而头痛""渴"等为现象描述，本身同样具有一定的内涵和外延。这难道说中医学是概念思维吗？其实这就是语言的结果、思维显性化的形式，也就是意象言名的结果，这一点与概念思维的过程是没有差别的，都是对认知对象的语言化。在这种情境中，中医学一定要遵循逻辑的矛盾律、同一律和排中律，否则这些知识无法通过语言传播和被人理解，而只能停留在意象中，这就是说概念思维和意象思维的起点是一样的，均源于现象和整体感知，语言是思维理性化的表达方式，二者通过语言传递信息就要遵守共同的语言规律。

后面三个问题是基于概念化思维建立起来的概念。糖尿病（概念）：血糖升高（现象描述）、代谢性疾病（概念）、胰岛素（概念）分泌缺陷（判断）、胰岛素生物功能不足（判断）、多器官慢性损害（推理）。癌症（概念）：组织（概念）、生长（现象）、调节疾病（判断）、遗传（概念）、危险因素暴露（现象）、生长失控（判断）、死亡（推理）。炎症（概念）：有血管系统（概念）的活体组织（判断）、致炎因子（概念）、局部损伤（判断）、防御性反应（判断）、红肿热痛（现象）。这些概念和判断以及推理都是基于特定的意象形成的语言表达，存在信息损失，在这个角度上很难区分中西医的认知区别，也难以区分意象思维和概念思维。不论是中医学语言化的认知对象还是概念思维的认知对象，在语言境域下都成为静态的事物，也就是都是概念而已，意象的动态、活泼、灵动、主客一体的相融状态根本体现不出来，问题出在哪里呢？

无论在中医还是西医中，单独的现象的意义其实都是难以明确的，概念是对多个现象的关系解释从而是思维内容固化。因此，问题就出在对现象的意义解释上。我们从以上5个例子可以看到，在中医学的概念中，柴胡加龙骨牡蛎汤证和补中益气汤证主要是由现象构成的，现象之间并没有明显的因果和互作关系。即使其中的"伤寒八九日，下之"和"饮食劳倦"与临床现象之间的因果关系也是或然的，并不确定，而实际的临床意义转化为方药与疗效的对应关系。糖尿病、癌症、炎症这些概念表面上是由一系列概念和现象构成的复杂概念体系，从根本上讲也是由宏观和微观现象综合构成的。但是显著的特点是这些概念之间具有确定的、语言化、显性化的因果推理联系，如损伤→防御反应→致炎因子→红肿热痛，遗传、危险因素暴露→组织和基因损伤→细胞生长调节失控→癌症→死亡，胰岛素结构或相关功能受损→血糖升高→多器官损害，这些解释是确定的、固化的、局部的，但的确是在化学上具体的、实际的联系，生物化学的医学意义也从单纯的化学联系中得以升华。

由此可见，在思维的显性化层面或者说概念化层面，中西医的实质性差异不在于意象思维和概念化思维，因为二者都已经概念化，而在于意象的意义解释和理解。柴胡加龙骨牡蛎汤证的意义理解：伤寒八九日病情不减，在意象上理解为"阳气与寒邪交争"，这是病情发展的大背景，"下之"必然重伤气阴导致内生邪气稽留，"胸满烦惊"为胸中火热的意象，"小便不利"为阴津损伤或膀胱气化不利的意象，"谵语"为心神闭阻，"一身尽重，不可转侧者"为气机不利、痰湿滞留肌肉。综合考察上述意象，只有形成完整有机联系的病机链解释才能得出辨证诊断，否则方剂组织只能针对每个意象配合一个或一组药物，得出的结果可能是这样的：桂枝、人参、黄连、龙骨、阿胶、滑石、石菖蒲、大黄、羌活、独活、葛根，这起码是一种解释。而如果基于这些意象构建出完整有机的病机链模型，会是怎样的模型呢？那就是归因于气阴两伤、气郁化火、痰湿阻滞的病机，这样就在这些似乎互不相关的现象之间建立了意义联系，明确了关系的意象。《伤寒论》采取的方式是柴胡加龙骨牡蛎汤：柴胡疏肝解郁，龙骨镇惊安神，黄芩清热泻火，生姜（切）降逆化痰，铅丹镇惊安神，人参益气生津，桂枝通阳散寒，茯苓利水渗湿，半夏降逆化痰除烦，大黄祛浊清心，牡蛎镇惊安神，大枣补中益气。这是典型的辨证论治过程，也是赋予看似无关现象意义和解释的方法。如果这些现象放在完全概念化的、现象之间确定化学因果联系的层面上来理解，首先要做的就是确定这些临床现象的生物化学意义，并确定每个药物的化学意义，然后在生物化学的层面上构建化学联系才能确定诊断和治疗，这是典型的西医生物化学解释方案。因此，对临床现象的意义理解，中医学是基于生命现象的意象操作实现的，西医学是基于化学概念操作实现的，但是二者都是基于语言化、概念化、静态化的方式实现的，尽管中医学的意象语言所表达的是状态，具有动态、态势的特征。在各自的思维范围内，两者都不能违反逻辑三大定律，两种理解在各自的范围内都具有自洽性和理性上的合理性，而实际的合理性则只能通过实践结果来判定。

以上分析说明单纯在语言表达的层面只能区分中西医处理的思维对象的差别：中医关注人体的、人的异常状态和可被医患感知的临床现象，这些现象是医患生活情境中共同获得的；西医关注人体的化学变化，并且这些化学变化主要通过实验室方法获得。还不能说明中医学的意象思维方式是否基于主客交融的状态获得，中医学的实践过程又是如何把握这种"做在思中，思在做中"的同步状态的呢？思就是反思，思一定是事后性的，同步就意味着认知融合于行动之中，不存在反思，而是心随物动、心随物流、同感同知的动态体验过程，事件结束这种体验也就结束了，留下的只有反思或称为内感应。那么在临床的医疗过程中，要做到意象思维就是要医生的思维活动能够完全融入患者疾病发生发展的全过程中，真正理解此患者此情此境的生理心理状态，这样自然很有可能认识到其疾病的善恶和转归，做出正确诊断，处方用药自然是基于势态和趋势的、动态的、鲜活的、个体化的，而不是方证对应，这种情况下才能实现真正的意象思维，也才是真正意义上的中医实践和中医特色，否则中医的精髓很难在中药的运用中体现出来。这方面一个重要的例子就是中医正骨，一名合格的正骨医生必备的临床技能就是在脑海中构建骨折或脱臼等损伤的真实过程、损伤程度及损伤后的变化，而整复的过程就是损伤的逆过程。任何医疗经验本身，包括《伤寒论》这样的经典一旦成为语言文字就深深打上了概念的烙印，进入形而上学和静态中。因此，很难根据这些文字区分意象思维与概念思维的中西医差别。要让这些静态的医学经验真正发挥作用则必须将其融入鲜活的意象实践中，进而做到完全的意象化和思做的同步化，发现这些看似无关联的现象之间的真正联系。

那么问题随之而来，意象思维的过程中任何人都可能也可以感知和了解疾病的运行状态，类似于人人都能够看见山水花草一样，但是并非任何人都能够赋予它们正确的意义。意义的一个本质特征就是相对性，医学中以人为本，一切意义都是以人的生存和发展的关切作为参照的，因此，现象的医学意义源于临床疗效，临床疗效达到了人的关切目标，实现和理解这个目标的能力一定是源于实践经验的，是通过试错方法积累起来的，其实这一点中西医并没有实质区别。所以，意义的理解和建立源于临床和实验研究。很显然，中医学要解决问题就要基于已知的临床症状经验和分子生物学经验在实践中充分发挥意象思维的能力，构建出个体化的正确模型，然后进行试错。

那么中医学是否或如何能做到动态的意象思维呢？我们还是回到柴胡加龙骨牡蛎汤证和补中益气汤证，如前所述，这个截然不同的病症都有较为复杂的症状组合，这些症状的语言描述及其反映的内容是疾病的动态和态势、趋势，而不是固定的某物，所以在这一个层面，中医学所希望把握的是事物之间的关系状态而不是事物实体本身。如果我们把柴胡加龙骨牡蛎汤证和补中益气汤证的症状群翻译成分子生物学的实体结构概念，其所涉及的工作量可想而知："伤寒八九日，下之，胸满烦惊，小便不利，谵语，一身尽重，不可转侧者，柴胡加龙骨牡蛎汤主之。""气高而喘，自汗，身热而烦，脾胃腹中急痛，心乱而烦（血虚、气滞），其脉洪大而头痛，或渴不止，皮肤不任风寒而生寒热。"首先要对每个词汇进行化学实体化落实、限定，然后要确定这些概念之间的关系。我们知道多因素复杂问题的处理本质上是混沌和有序问题的处理，在混沌方面任何一个微小的初始变化都可能导致无法预计的后果，也就是结果具有不确定性，因此落实这些化学实体其实对临床问题的解决帮助不大，再则这些化学实体是互相关联、依存和因果决定的，无从从单独干预每一个化学实体实现和预测临床结果。且不说这些化学实体资料还要通过循证医学的检验。对这样复杂的问题，在没有大型计算机的情况下，中医学通过对症状的态势描述构建基于人体整体的态势，从而完整刻画出自洽的完整病机链，将离散的症状群归结为线性的因果病机链之中，这样就得到了问题的主要矛盾和次要矛盾，确定了病情的关系实质，而不是化学实体。干预措施方面，表面上是通过一个症状对应一个或一组药物的方法构建方剂，而实际上是针对病机链的运动发展状态构建的，因此也有了君臣佐使，如上面两证的君药分别为柴胡和黄芪，柴胡疏肝解郁、透转少阳枢机，黄芪补肺脾，前者没有选桂枝作为君药、后者没有选人参作为君药就是这个道理的体现。但是这些具体的临床经验的语言化虽然保持了病情描述上的动态和态势，也只能示人以意象和启示，并不是固定的、刻板的内容，具体的临床实践的根本就是情景交融的理解病情和在已有经验的基础上构建动态模型，这才是真正体现意象思维活泼灵动、主客交融的实时动态优势和中医学特色的过程，而只知道药对症状只是入门阶段。所以，在这个意义上，中医学的临床实践最接近意象思维活动的过程，而且也已做到以意象操作为主的活动形式，但这不是画国画，而是从事医疗活动。

3. 意象思维的问题与展望

意象思维的优势在于操作事物的过程中能够做到整体、动态、实时、完全个体化的理想认知和实践，特别是对病状和干预手段两方面的意象理解，可以构建二者完全吻合的动态模式，并作出正确的预测。但是，要把这一点做到极致对医生起码有三个方面的要求：一是能把握"共时性"，二是掌握足够的意象模型（深刻理解宏观微观资料的意义），三是有效发现和解释新经验的敏锐性、洞察力。显然，这种只有艺术家才能真正做好的活儿，要掌握好绝非易事！

完全依赖意象思维在实际中也具有一些困难，一个表面上的困难就是无法判断哪个医生或同一个医生哪个时间的意象思维结果是可靠的，意象思维也没有确定的评价标准，即使医生本人也没有确定的证据能够完全说服自己，医生的决断是贝叶斯式的，这的确给实际造成了很大的困惑，也成为中医被诟病的主要原因。

实质的问题是意象与概念的动静矛盾的处理，意象实时、动态、全息真实，概念固化、静态、抽象但易于事后操作和建立固定的测量尺。概念思维和意象思维都是在寻找静态永恒的真理，不过概念思维是寻求空间上的确定性，而意象思维是寻求时间上的共时性确定性。概念思维确定的内容必然是异化的、抽象的、形而上学的，意象思维确定的内容则是同化的、具象的、动态的，这是纯粹在思维的极致层面理解概念思维与意象思维的区别，实际的操作过程则是意象思维是先导的而概念思维则是事后的反思，二者是结合在一起的。例如，特定作用的中药的发现过程首先是意象思维获得的，而后以功效学的概念形式将其固定下来，而其实际使用又会回到意象思维的动态，中成药的确定性则是建立在其适应证在疾病态势相对固定的情境和时空区间中，疾病的态势不便则治疗总是有效的。例如癌症的治疗，在癌症发生后的过程中，疾病的态势围绕癌症的进展而展开，有效的药物治疗基本不依赖宏观现象的变化，而只需要辨病治疗即可，当然关键是理解这种态势，尤其是这种基于整体生命生存状态的态势，理解整体与局部的关系状态。

那么，显而易见，中医学的发展就是基于时机发展更多的意象素材，并确定和固定化意象素材及其组合的模式，也就是确定病或证并建立对证或对病的干预措施，以使这些素材被准确用于动态的意象临床思维过程中。找到合适的意象以及找到获得这些意象的方法、条件成为解决实际问题的关键路径。在总的方面来讲，临床和实验研究的具体实践过程是获得合适意象的必由之路，微观和宏观现象的获取和规则理解。

这里有一个问题需要进一步明确，那就是病和证的关系问题，从意象思维的角度来讲，病和证的从属关系并不具有决定性，病不能决定证型，证型也不能决定病种，因为它们都是对病机链主次矛盾的刻画，二者主要的区分点在于病的人体失调态势维持较为稳固、不容易改变，而证则更具有易变性，从根本上讲病证的本质是同一的。例如癌症，这个病复杂多样，但是它们有诸多共同的特征和发展规律，在意象思维下它们也有着共同的意象，而在疾病的进展过程中会出现不同的证型，然而这些证型对癌症来说没有专属性，只是即时矛盾和病机，并不能代替癌症的根本病机，因此，针对证型的治疗并不是治疗癌症本身。

（三）主客交融的另一种理解——共时性

共时性（synchronicity）是 1930 年荣格首先使用的，用于描述两个或多个无因果关系的事件同时发生，并出现"有意义的巧合"

的现象。① 该理论是荣格晚年在研究"东方智慧"解释心理学现象的过程中发展和提出来的，成为荣格后期主要的研究方向并致力于创建成熟的理论体系。按照荣格的观点，他在心理学方面以共时性对"心"的追问要远远高于弗洛伊德，弗洛伊德追问的根源在幼儿及童年创伤对成年后心理的影响，而共时性追问的起点甚至达到受孕及胎儿孕育的阶段，可见荣格心理学的高度。

荣格晚年研究了大量的东方宗教和哲学，如印度的宗教、印度佛教、藏传佛教、易经、道德经等，甚至荣格每天工作之前都会虔诚地用易经给自己算一卦。通过对东方智慧的研究以及心理治疗的临床实践，尤其是对梦与现实事件巧合的思考，荣格发现东西方思维的一个重要差别是"东方人只对巧合的事件感兴趣，西方人则对严格的因果事件感兴趣"②，也就是说，东方智慧中对事件的看法是一连串同时发生的事件才有意义，西方智慧确定事件的意义则重在事件之间内在的机械因果关系。荣格之所以承认并理解东方智慧，其底层逻辑是他认可"人根植于宇宙，人心必然与宇宙息息相通"这一东方思想，万事万物因缘而起。

共时性的把握有两个重点：一个是"诚心"，也就是心与宇宙的韵律保持尽可能的一致和同步，这可通过冥想一类的方法实现，显然这是典型的主客交融认识方法；另一个是非因果"巧合"，共时性理解的是同时出现的事件及其本质，其实就是"辨证论治"。中医辨证论治过程收集的四诊资料是零散的生命现象事件，这些事件之间的机械或物理因果关系并不明显，其唯一的联系就是单个事件或多个事件同时在此时此地此病人身上出现，当然这是非常巧合的，但正是因为这种巧合使得非特异性的临床症状变得有了病理生理学意义。可见，共时性在认识论和方法论两个方面深刻揭示了中医学的本体。

---

① 荣格. 东方的智慧 [M]. 朱彩方，译. 南京：译林出版社，2019：157 – 180.

② 荣格. 荣格说潜意识与生存 [M]. 武汉：华中科技大学出版社，2012：272 – 285.

第三章　中医学的生命模型

第一节　阴阳五行——"固执的形而上学"

在中医学中，阴阳五行有两个内涵，一个是哲学内涵，一个是医学内涵。

哲学内涵就是人区分事物的一种范畴，事物反映在我们意识中会出现多种形式和属性，其中就会出现阴阳五行这些属性。阴阳是对同一事物中存在的两种相反的功能属性的概括。五行在哲学上首先是一种范畴，金木水火土作为划分万事万物的界定标准，这样划分就可以在事物功能特征方面把握和认识未知事物；五行还是一种关系模型。事物属性和系统万千，中国文化中选择了阴阳五行这两套范畴作为事物的属性，并且还类似西方的原子论，将阴阳五行作为万事万物的起源和根本，不过在哲学层面这一点主要体现为关系模式，阴阳五行是中医学中生命现象关系模式的根本。哲学上阴阳五行还有三个属性：动态性、实体性和全息性。阴阳五行对于人们把握复杂的生命现象的积极作用是值得肯定的，但是中医学中将阴阳五行作为实体和客观真理进行教条化应用的确带来很大的副作用。其实阴阳五行作为纯粹的理论模型完全可以定量化，金木水火土五种范畴生克乘侮发生得到量化，就可以将其所解释的生命现象进行量化，何况阴阳五行本身自带一个模糊的量化用于定性，但是这个尺度由人来直接把握，缺乏第三者在场，因此缺乏证伪性。

医学内涵，就是阴阳五行本身具有病理生理学实体内涵。脏腑阴阳就是脏腑属阴属阳的实体，如心阴、心阳是心的两种功能的实体，并且脏腑阴阳可以进一步进行亚单位划分，如心阴中亦有阴阳。五行在宏观的脏腑系统中没有实体意义，例如我们不能认为心的实体就是火，但是，站在全息的视角下，心属火同时心本身也是由木火土金水五行构成的，有火中火、火中土、火中金、火中水、火中木，这些进一步的五行一定是心火这一总的功能的构成单元。这样划分是不是一种无限呢？理论上可能是这样，但是生命体在空间和时间上都是有限的，时间上的五行定量分类尚难有清晰的思路，但是在空间上，生命到达分子生物学层次已经很难再深入了，就像人体解剖学已经达到了空间的穷尽，分子生物学只不过是深层次的"解剖"，在这一点上全息阴阳五行是可以深入的，只不过阴阳五行不断嵌套迭代，一定在不同层次有着不同的意义。这里值得进一步理解的是，在医学的视角下，分子生物学层次的空间实体的关系模式，也就是从还原返回整体的路径，传统上机械生命论是做不到的，阴阳五行模式是一种有机模型，生命体本身也是一种有机模型，有没有可能跨越微观到宏观的鸿沟呢？

阴阳五行的医学内涵放在目前分子生物学的背景下，还可以有如下一些想象。生物体的机械模型：核酸→基因→氨基酸→蛋白质、各种有机无机分子→细胞→组织→器官→有机体，这个现代生物体的模型各个层次都有阴阳五行，因此，各个层次的阴阳五行都有特定的数量比例关系。各个层次的目的就是生命的目的，低层次的阴阳五行服从高层次的阴阳五行，这样就能与藏象系统对接。在任何生命体中，低层次系统按照生命体的要求逐层推向高级层次，最终形成的生命体是现实的，不同层次之间的连接也是现实的，同一层次不同功能单元之间的连接也是现实的。因此，微观到宏观的跨越只是在理论上没有实现而已，但是仍然有可能从不同层级之间、同一层级不同功能单元之间阴阳五行输入输出的量化关系了解有机体微观到宏观的跨越方式和机制。关于这个问题，在藏象学说中，笔者将尝试演绎一下。

可见，阴阳五行作为范畴，按照康德的观点来看应当属于先验的内容①，可以从哲学走向科学，切合了人类认识事物的规律，这或许正是阴阳五行能够在中医学中成功的关键所在，但后世理学、心学中各自的发明却鲜有在中医学中运用，这是值得进一步思考的问题。

第二节　感应——"万物形神"的纽带

一、"感应"是个大事件

事物之间在时间和空间上都是广泛联系的，但事物之间的联系本身是什么？在空间的层次上，凭借感觉经验较为容易想象和理解，但是，空间实体之间的连接本身仍然是十分难以想象的。在思维中要强解"连接"本身，似乎会陷入二律背反，连接或存在或不存在。有连接则事物无法分析，无连接则事物不存在，真实的事物在空间上似乎就处在这种既连接又不连接的状态！对此，从古到今哲学家、科学家对空间连接进行了大量探索，现代物理学认为是"力"。在时间层次上，空间实体之间的连接从现象上来看是"相变"，"相变"过程的连接的理解则不像空间实体那样有所依附而易于理解，相变的连接表象上是空间的运动，但我们只能在思维中思考、在现象的变化中间接了解空间运动，却不容易直接理解和把握。总之不论是"力"还是"运动"，在中医学则被认为是"感应"，感应似乎是融

---

① 邓晓芒. 纯粹理性批判讲演录 [M]. 北京：商务印书馆，2013：99－102.

合了万物连接的本体，"力"和"运动"是感应的体用的两个方面，姑且做这样一种猜测。

下面是一些关于感应的细节理解。

（一）感应概念及分类

"感应"也称"应感"，是中国传统上对事物之间联系的理解。感应源于《周易》六十四卦的"咸"卦，由"兑"卦（☱）和"艮"卦（☶）组成的。《周易》象辞对"咸"卦的解释为："咸，感也。柔上而刚下，二气感应以相与，……天地感而万物化生，圣人感人心而天下和平。观其所感，而天地万物之情可见矣。"

这里要明确感应与反应是有区别的，反应是单向的，或者说仅关注作用双方的其中一方，如人体对刺激的反应。感应则是关注作用双方的、双向的交流，这一点从咸卦的意象既可以看出，唐代孔颖达《周易正义》："感者，动也；应者，报也，皆先者为感，后者为应。"[①] 也就是感应的结果对双方都会产生影响，使双方各自发生变化和反应。另外，感应的双方产生的结果就是双方渗透，产生出皆备双方特性又不同于双方特性的新的阴阳体。

学者郁沅在其《心物感应与情景交融》[②] 根据事物构成不同还将感应分为物质感应、精神感应、审美感应三个层次，并指出"物质感应属自然科学领域，精神感应属社会科学领域，审美感应属文学艺术领域"。物质感应是指物质与物质之间所形成的感应关系，也可以称作自然感应。精神感应是指作为自在主体的人在精神上、心理上与对象形成的感应交流关系，包括天人感应和人与人的感应，是人对世界本质的把握方式。审美感应是指审美活动过程中"心"与"物"、主体与客体的感应关系，是人对世界存在的审美体验方

① 孔颖达，郑同．周易正义［M］．北京：九州出版社，2020：165.
② 郁沅．心物感应与情景交融［M］．南昌：百花洲文艺出版社，2017：82-98.

式。审美感应还可以分为外感应和内感应，前者指审美客体在主体头脑之外，后者指审美客体在主体头脑之内。

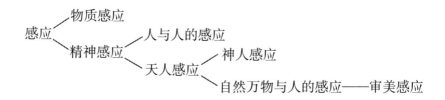

感应的概念大抵如此，后面我将在物质、精神、主客交融以及感应的机制等几个方面分析论证感应的本体。

（二）感应的医学意义

中医学的世界观本体是物理事件的关系，中医学认识和解释世界的关系主要方面并不是物理接触、机械连接，而是感应。事物之间的关联并不是取决于事物本身的属性，而是取决于整体稳定性的目的形成的联系，感应是系统的稳定目的性产生的局部的相互作用。

我们深知在传统文化中对真实的物理事件的理论认识是较为肤浅的，尤其是微观物理事件，传统上我们也不重视分析、割裂、严格对比解析的、向下的、求差异的对抗研究进路；而是通过置身自然、物我一体的方法求同存异，寻找的是万事万物的联系和同一性，我们的研究进路是向上、向外的。任何事物都有维持自身内在稳态的环境对抗性和适应环境约束的外部同一性的两面性。事物的存在不是孤立的、绝对的：其存在如果只取决于自身而无外在约束，必然由于自身向外的惯性而很快消散；反之如果事物的存在缺乏内稳态也必然被环境向内挤压而消失；万事万物均处于世界的不同层级，在内外关系的作用下维持自身的存在。因此，万事万物都是巨大外部世界的内在层次，事物不论大小、层次高低均具有维持自身稳定的目的性，而较低层次的事物必然受到高层次事物的系统目的性的约束，从本质上讲这种约束才是事物成为自身的意义和存在的凭借。

正是在这个意义上，我们才说世界是广泛联系的，万事万物凭借联系而维持自身稳态，而且联系的具体方式应该是多样的。物理接触和机械连接是最直观和最常见的联系方式，还有较难理解的如引力、量子力等，毫无疑问这些联系都是基于还原论的思路认识的，是对事物外部之间的关系的刻画，事物之间本身是孤立的，事物本身是原子化的、不可分的。中医学对关系的认识则是整体的，任何关系都是基于更高层次的约束而存在的，事物之间联系的本质是更高层次系统的目的性的要求。这样万事万物的联系是非对抗的、是同一性的，是服务于更高层次系统目的性要求的，因此，这种联系的内涵不是事物外部的对抗，而是基于高层次系统目的性需求的互相依赖或依存。

所以，万事万物的联系是同一性问题，这种联系方式是法象药理学和取象比类的认识论基础。因为自然界具有相似性的事物都是受到相似或相同的天地运行目的性约束的结果，万事万物都是天地高层次系统的子层次，其行为和性质必然服务于整体，因而具有同一性并包含同一信息。这种关系我试图用"感应"这个词来刻画，以反映整体约束下的局部联系。这种联系方式还深刻地渗透在藏象理论、经络腧穴理论以及实践中，例如腧穴本身就是局部对于人体整体的感应，脉象、全息望诊其本质都是感应。进一步，药物和非药物疗法、心理疗法等对人体的作用其实也是感应。在这个角度上，万事万物的联系都是感应，感应深刻地体现了中医学关系本体论的世界观，感应是中医学认识论和方法论最重要的基础。感应是一种非对抗的联系，感应也是约束局部的整体联系，不但体现了人对自然的屈服和敬畏之情，也体现了人对自身的珍惜。感应认识论无疑为我们这些曾经饱受对抗还原论教育的人打开了另一扇观察和平、平衡、和谐世界的窗口。

基于感应的认识论思路，对中医学"主客一体"思维方法的医学价值进行思考，很容易发现这种思路可以相当程度上摆脱单纯物理实体探索的局限。万物感应所产生的现象既包括宏观现象也包括微观现象等不同尺度的物理现象，但是不能说这些现象之间哪个尺度更本质或哪个尺度决定另一个尺度。不同尺度是处于同一个维度的，而关系与物理则处于不同维度的，中医学处理的问题是关系维度的不是物理维度的。因此，无论哪一个尺度，只要能够运用关系维度的方式进行刻画，就有可能在中医学的关系本体论中找到其所处的时空状态。而事物的本质是由空间相对关系决定的，在系统中或关系中任何尺度的现象都是系统本身维持存在和稳定的现象，现象蕴含着关系和约束力。因此，在人体中不能说基因决定宏观临床现象，也不能说宏观临床现象决定包括基因在内的各种微观、介观尺度。这就像心肝脑肺肾等脏器和器官不是互相决定而是互相依赖的，它们各自决定的只是各自的功能，而互相之间的功能关系才是人体整体生存需要的。从根本上说器官之间的功能是受到整体生存需求约束和规定的，而不是器官决定生死，实际上器官功能是可以通过技术来实现和代替的（例如移植和假体植入），功能和关系才决定生死。正是基于这样的认识，我们完全有理由相信中医四诊一定获得了丰富可靠的把握生命本质的临床现象，关键是如何在关系本体论中认识这些现象的关系本体，并对其进行正确刻画。关系本体的发现和确定是中医学发展的必由之路，而不是物理实体的鉴定和对照分析或者所谓的物质基础。

（三）基于上述物理感应理论的中医学研究进路

通过上述的分析，应该清楚几个问题：一个是中医学基于感应的世界观内容，中医学是心与物的辩证统一世界观，心物均源于感应的激荡；一个是中医学这种世界观所指导的实践显然是初步的，并没有在感应这个世界观基础上深入发展感应，也就是现代物理学、化学、生物化学、系统论、复杂系统论成为中医学发展不可跨越的阶段或者说是中医学本应该发展的内容；一个是中医学基于感应的世界观，着重联系和关系的理解，因此中医学理论构建的是生命生理病理过程的众多关系模型，这些模型经过大量和长期的人体试验，得到了符合实际的修正而具有相对可靠的实战能力，但是这种能力缺乏逻辑思维的语言显化，因此实际操作过程较为宽泛和模糊；一个是中医学的学术阶段主要处于前定量阶段，认识上虽然深深理解问题的本质，但是处于混沌状态，没有建立足够的显化的中医学共同尺度语言，也就是理论模型本身没有数学化，只有较为模糊的宏观模型，尽管这些模型基于实践天才般把握了生命的生理和病理过程本质；一个是由于中医学理论没有数学化，潜在的正确认识没有显化的逻辑推理形式，数理逻辑的思想没有在理论中得到充分应用，造成推理困难和理论的语言显化困难。

基于上述的认识，既要保持中医学感应世界观整体、全面、准确把握事物本质的能力，又要获得逻辑推理的显化，成为中医学现代发展的主要目标。显然第一个关键环节就是基于数理逻辑的数学化、定量化和精确化；第二个关键环节是确保人们直觉、顿悟的整体洞察能力的维持。这两个问题实际上是辩证统一、互为基础的。

当前我们面对的现实是，中医学历经几千年的发展，形成的脏腑经络气血津液、病因病机理论、方药体系等理论体系在中医学自身范围内已经相当完备，也就是走到了瓶颈期。中医学在宏观层面和对宏观的思辨已经达到难以更进一步理论发展创新的阶段，特别是面对急性的严重创伤、恶性肿瘤、艾滋病、严重的感染类疾病、慢性代谢性疾病、精神疾病等，中医学的诊疗并不是很可靠，理论认识也是较为肤浅的，推导较为模糊粗略，这是现实。我们几乎发现和积累了足够的概念构件和思维认识，我们在现有的思维和概念框架中，面对新的临床问题，除了不断试错穷尽我们现有的词汇概念，似乎难以进行可靠的逻辑推理，令我们茫然不知所措。例如我们知道疠气但不知道其为"冠状病毒",我们知道癌但是既不知其所来也不知其所往,更不知道癌细胞。那么,中医学如何向前继续走呢?

很显然,将现有的理论、模型、概念进行数学化、逻辑化、精确化成为重要的研究进路和内容。只要对现有的概念和理论认识不断细入、精确和量化,相信中医学可以在自身理论范围内定义当前的疑难疾病,并进行较现代医学更为合理的亚型区分。其中由于中医理论的思维模型特征,构建数学模型解读其内涵和边界是中医理论发展极为重要的方法。中医学基础理论的物理化,使我们对于感应及其分化的理解落实到可测量的层次,进而理解人体物理化学、细胞组织以及系统生物学现象的感应内涵。中医实践方式特别是复方中药的物理化学落实以及与生理病理现象的对应关系应该得到不断阐明和发展。这是一个庞大的工程。

这个工程的基础是围绕感应而展开的,而且应该围绕感应而展开,因为我们清楚地知道一个事实:在思维领域休谟问题指出因果间缺乏链接中项,而在物理领域的根本问题就是超距作用或可测实体的链接中项问题,这是现代哲学和物理学的中心问题,也是人类思想发展的中心动力。

综上所述,基于感应理论理解的中医学内涵应包括以下三个方面:①感应世界观;②基于宏观四诊资料的辨证论治;③基于全局的复合整体疗法。这三个方面是中医学成为其自身最核心的方面。

关于感应世界观,已经进行了大量的分析,这涉及中医学的根本,是思维的逻辑起点,一切生命现象,生理病理现象,均要站在感应的动态联系变化中进行理解,尊重变化和不确定性,把握相对确定性。这里就涉及藏象的物理对应和联系模式,这个问题的解决,可以理解表面上没有直接作用的生命现象的联系,理解中医学对生命系统积累的正确知识,实现中医理论对现代生命科学知识的理解和运用。

　　基于宏观四诊资料的辨证论治，首先有两个方面的重要工作，第一个方面是四诊资料的客观化和临床意义的拓展，第二个方面是四诊资料与现代分子生物学、物理学、系统生物学的对接。这里的四诊资料既包括单个资料也包括不同资料的组合。在这样的基础上就可以解决证素、证型及其演变规律的物理本质和内涵问题，使辨证论治形成较单纯人脑判定更为可靠的推理基础。

　　基于全局的复合整体疗法，核心是处理局部和整体的关系，包括物理和时间两个方面。这就要明确复合整体疗法所基于的整体是生命存在目的性的整体，这是现实约束，不能随心所欲。现有的藏象理论已经基于关系的本体构建了一种整体论方法和研究进路，现代计算机及人工智能的理论和实践则展示出了一个现代的基于人们思想目的性和关系本体的整体论方法，显然这些方法可以实现许多藏象理论的智能化，与临床结合可极大促进藏象理论的迭代发展，又好又快地解决临床问题。

　　基于以上的理解，对中药和方剂的理解则应该在中医理论和临床实际目标的指导下与药物化学对接，并实现药物和方剂与四诊资料的静态对应，在此基础上进一步探明其动态对应规则。

第三节　精气——神奇的"意会"

　　"气"在中医学中是一个根本性的东西。长期以来我们一直这样定义"气"：气是世界的本原，气是构成万事万物的最基本单位。这个定义显然是现代的定义，或者说是在空间事件的角度上给气下的定义，也正是这个定义导致许多人去拼命寻找气的本质，闹出很多笑话。"气"源于生活经验的原型，这个原型不是物理化学意义上的空气，在传统认识中更没有这个概念，实际上气本来的原型就是蒸煮食物的水蒸气、口鼻呼吸的气流等，进一步会取象比类为看不见具体形态但是其作用可以被感知的事物，失去其空间实体的意义而仅保留功能意义。

更为实际的是，传统文化从来没有专门讨论关于万物的本原和本质这样的问题，它只讨论万物的生成，万物都是天地所生，如"百病始生"，而不从万物为何思考，如"百病始得"。那么天地的本质是什么呢？天地就是自然、天地就是天地，万事万物就是万事万物本身，事物本身就是起点，没有更本质的东西。正因为如此，气就是气本身，没有更本质的东西存在，传统上的思维就是这样。虽然万事万物都有气，但是气都不同，气就是事物的现象本身，气也是事物性质、趋势所展现的状态。例如人气、鬼气、仙气、天气、地气、二十四节气、药气、五行之气、脏腑之气、经络之气、正气、邪气、寒气、湿气、福气……这些气就是事物的现象、功能和能力在人的认识中形成的"象"，不是空间实体。

在中医学中，人们很多情况下也将"气"想象成空间实体，例如《内经》涉及最多的气为"卫气"，其次为"营气"，它们的内涵既包括营养分肉的气，也有泛指的人体阴气阳气，还有水谷精气等，都是将气的功能意义再次引申为空间实体意义，对气功过程中产生的气感、针灸过程产生的针感的认识也是这个意思。中医学中的气血虽然表面上是空间实体，而实际上就是脏腑功能，例如胃气，就是胃肠道的功能，胃气主降就是胃肠是向下运动的，向下运动的能力就是胃气，胃气上逆就是胃肠道向上运动的结果，不是气上来而是运动的方向向上，功能向上。又如关于不寐的经典病机"阳不入阴"，一般理解是"卫气不得入于阴，常留于阳。留于阳则阳气满，阳气满则阳蹻盛，不得入于阴则阴气虚，故目不瞑矣"。而"阳入于阴"则"卫气留于阴，不得行于阳，留于阴则阴气盛，阴气盛则阴蹻满，不得入于阳则阳气虚，故目闭也"。而实际上，"阳不入阴"完全可以这样理解：阳不入阴，阴气不满则难入睡，反之则入睡，阴气（腺苷）充盈足以抑制促醒机制（多巴胺）是睡眠的关键。所以，阳不入阴有两个意思：一个是阴虚，一个是阳亢，仍然是个功能问题。

另外，气不但可以刻画生命中复杂的病理生理现象，如各种气；而且可以进一步引申刻画生命有机体的运动规律，如气机。"气机"就是气机运行及转化，生命的产生、生长壮老矣是可以用气机刻画，五脏生克乘侮也是气机，特别是疾病的几乎任何状态都可以通过气机来描绘，例如任何整体和局部病变均可出现气虚、气滞、气机逆乱、气机横逆、气陷、气郁化火、虚气留滞……而疾病治疗的主要目标就是调和气机。气融入五行藏象模型，在生理条件下就有很多运行方式，例如营卫气十二经络昼夜运行、卫气任督运行、卫气生于人体左侧肝木→向上逆时针入于右侧肺金→下行脾土→达于肾水下焦蒸腾气化→复上行于肝木、脏腑气机（肺气升降出入、肝气疏泄、脾气上升、胃肠气降、心气摄、肾气纳……），这些模型为临床疾病的诊疗开辟了现代医学无法提供的生命视野。

总之，气从功能角度上对人体的病理生理现象提供了深刻的刻画，但是人体及自然之气不具有同一性，气由于其来源不同而具有完全不同的意义和强度表达。因此，气具有被定量的潜质，用于描述脏腑的功能和关系。

第四节　藏象——以"神"为本

一、神之五藏

藏象和经络在空间上包括藏象（五脏六腑、神、躯体表现、脉）、营卫气血津液、经络、腧穴。从客观的角度分析，五脏六腑是一种形而上学的模型，基于五行理论演绎，显然不能穷尽分类所有的生命现象，但其对消除未知、掌控实际仍具有十分强大的作用，长期以来极大地增强了人们面对未知的信心并相当程度上完成预期的实践。例如将神分属五脏并以心神为主，显然较将神固定于脑有着显著的优越性并提供更为广阔的视野。藏象所规定分类的五大系统，可以有一定的物理对应，如心对脑、肝对血管微循环末梢神经、脾对小肠胰腺胰脏肝脏、肺对肺脏心脏、肾对下丘脑内分泌性腺轴系统、小肠对尿道、胆对肝内外胆管系统、胃对胃大小肠、大肠对大肠直肠、膀胱对肾脏输尿系统、三焦对体腔等，但显然不限于这些对应，脏腑之间的关系不仅要在物理对应上可以实现，而且其本身所涵盖的时间（时机）观念和关系本体论也为我们提供了广阔的生命现象视野。

这里我想强调一下以《黄帝内经·灵枢·本神》作者为代表提出的藏象模型系统。该作者实际上将人体的复杂系统分为五行五大系统的基础上，强调了五神的层级关系：生命运动的最高形式是精神意识思维，也就是神志，五脏六腑、经络、腧穴、气血津液的运行的最终目的就是产生五神，五神神魂魄意志是健全人的根基，是支撑人类、民族以及任何个体生存的不亚于饮食的重要方面，也是极易发生变化的生命现象，其柔似水、其刚胜铁，疗神疾之难是临床医生的深刻感受。五神的重要性不言而喻，但是五神不是相互孤立的，而是密切联系的，非但如此，五神虽然功能各异但五神统归于心神，心神为五脏六腑之大主。因此，藏象也可以理解为以脏腑功能五行属性为基础的神和心神为最高层级的模型系统，我认为这一理论模型切近于真实的人类生命，也暗合天地自然运行的总趋势和归宿。之所以这样说，是因为从感官可及的物质世界来看，生命世界出现，尤其是能够反思自身及环境的生命形式的出现，提示精神意识思维是物质运动的最高形式。

我们强调藏象"五神"，主要是对人的关照，人性有两个重要的特征那就是"生理、心理非理性的需求"和"理性追求"。非理性的需求根本上是活跃不羁、难以捉摸，并且是人类创造的内在源泉，但是非理性需求的实现必须通过理性才可以达到。理性和非理性互相利用，相辅相成，其所呈现的东西就是人类的"情感、精神、意识和思维"，那么《内经》将"五神"赋予五脏，作为五脏运行的目的，这么一种有机生命观是非常深刻的。

二、形而上学之经络腧穴

经络腧穴现象实际上是疾病躯体表现的一些形式，是人体局部与整体的对应联系现象。临床实际告诉我们人体的穴位其实并不像想象的那么固定，穴位的数量也不是固定的，甚至阿是穴的病理学意义强于非阿是穴。值得注意的是，四肢远端的气血运行相对脆弱，因而对人体脏腑和整体功能的变化较近端敏感，所以穴位较多、治疗的疾病也较为复杂多样。因此，人体处处皆经络、处处皆穴位，经络穴位是人体生命系统性的局部现象，经络穴位既反映了局部与整体的关系，也反映了局部存在是相对于整体的关系属性本质，离开整体谈经络穴位将失去其本身的意义。经络穴位的局部治疗本质上是在治疗整体，也就是疏通气血、调节人体整体适应天地生存目的性的运行。那种认为经络腧穴是以腧穴为节点、经络联系的网状立体物理实体系统的认识实际上是受到构成论思想影响的结果，经络腧穴不是没有物理实体，而是经络腧穴本身就是系统整体运行的关系或时间状态，是连续延绵生命体运行的震荡现象，绝无特异性的、固定的物理实体（物理实体就是那些充满神经血管和体液分子的软组织）。把握经络腧穴及其治疗作用，关键是通过体表反映把握人体气血的运行状态，也就是整体的关系状态。

经络腧穴与藏象一样没有完全固定的物理对应，由于藏象本身就是一个形而上学的关系模型，因此，经络腧穴与脏腑的关系或物理对应并没有一对一的因果强联系，实际的关系远比经络脏腑的网络联系复杂。经络腧穴理论是疾病的体表反应现象理论，经络和腧穴实际上更像中药或药物，离开中医理论的支撑就很难说是中医的研究范畴。中医学之所以能够成为中医学，最本质的原因不是它源于中国，也不是它是历史上中医医生使用的医疗方式或认识到的所有现象，因为许多内容完全可以在西医的理论下，甚至采用分子生物学的理论来运用，而在于中医学能够运用关系本体论的视角和价值观全面深入地认识疾病和健康，并预防疾病、医治疾病和治愈疾病。

三、气血运行的模型——营卫

（一）气血运行之经脉

气血运行是中医藏象理论在理论上的实现方式，也就是脏腑功能必定通过气血运行来实现，也是中医学治疗学理论中最为基础和重要的部分，因此进行关系本体论的分析。一般的逻辑认为气血运行在经脉之中，经脉也是联系脏腑四肢百骸的通路，尽管这种思路受到物理结构主义的影响较为严重，但并非不可取，暂时以此立论。基于此，首先要考虑经脉如何联络机体整体的问题。经络或经脉理论的形成比较久远，期间也是多种学说混杂，在此不进行详细分析。根据近年来的研究考证，基本上可以认为上经络和腧穴在最初发生可能是相互独立的。腧穴的发生就是阿是穴，经络最初可能还是出于针感传导路线想象和道家内景返观（幻觉）的方法勾画的。据王玉川考证，经脉最初只是刺激感觉从四肢末端走向头面胸腹的路线，而且"标本根结"等理论在这个阶段就形成了，但"经脉灌注循行"的天人相应模型是稍后才形成的。[①] 也只有这个模型的建立才真正标志着中医学藏象系统的完善，这已经到《黄帝内经》的时代了。《内经》经脉灌注循行不再是由四肢末端走向头面胸腹的单纯体表路线，而是由脏腑走向四末的中心化循行路线，经气不再源于四

---

① 王玉川. 运气探秘 [M]. 北京：华夏出版社，1993：72－74.

末而是源于脏腑。如手三阳经走向头，与足三阳交接纵贯人体直下足末，交接于足三阴经上大胸腹，交接于手三阴经，出胸腹于上肢末端交接于手三阳经。气血就沿着这个路径如环无端周流不息，并将人体联系为以脏腑为中心的整体系统，从而奠定了中医调气治疗学的基础。

这里只剩一个逻辑矛盾没有解决，那就是标本根结经络树的根是四末而循环灌注的经络之根是脏腑，从临床实际来看四末穴位多、治疗疾病广泛，对于经络来说如何确定根末似乎有逻辑上的相悖。其实现实来讲不论怎么确定也是形而上学，关键是哪一种形而上学或模型具有更好的解释力和发展力，当然最终中医学明智地选择了经络的循环灌注模型。循环灌注模型也可以很容易解释标本根结实际经络现象，四末位于人体的末端，既是气血相对薄弱的地方也是气血阴阳转接的地方，对人体整体运动状态的波动也最为敏感，在逻辑上可以部分解释四末五腧穴可以诊断和治疗的疾病也较胸腹背部的穴位复杂多样。

（二）营卫循行

那么，经脉中运行的气血需要有怎样的功能才能实现人体整体的目的性呢？中医学给出的模型是营卫，营卫就是气血的另一种表述，人身之血莫过于营气，人身之气莫过于卫气，营卫是人体滋养和推动两种能力的模型，营气如水滋养万物悄无声息，卫气彪悍固护肌表、司汗出、开九窍、温煦脏腑，营卫的关系本体论意义不言而喻。与脏腑一样人们一直在思考其物理对应，如庞广昌就认为营卫气是白细胞、淋巴细胞等免疫细胞，[①] 经络是细胞因子和趋化因子等，但实际的情况远比这复杂和多样。营气居于脉内循经匀速连绵

---

① 庞广昌. 食品免疫论：关于胃肠黏膜免疫和细胞因子网络的科学 ［M］. 北京：科学出版社，2008：616.

灌注；卫气则行于脉外，且日间行阳经为主每一周循行一条阴经，夜间行阴经为主每一周循行一条阳经，此其一。卫气还有一个循行特点就是与日出日落相一致，日出则卫气出，日落则卫气入。一直以来人们对营卫循行的路线争论不休，但在我看来这是没有意义的，这只是基于物理主义和实证主义的一种自我否定，因为中医学从来就没有考虑过营卫本身的物理实体，更没有证实经络和营卫的具体解剖，营卫循行完全是一个形而上学的理论模型。在实践中，营卫循行和功能实际上是以人体系统功能需要为导向的，营卫绝不是什么物理实体，就是形而上学的关系概念，营卫循行的模型就是为了实现营卫的这些功能而设的。但是不可否认，这就是中医学，它不但建立了这样伟大的生命模型，而且找到了操作模型的有效方法。

综上所述，藏象包括五藏和经络系统，本质上是基于天人相应的、源于医疗实践的理论模型，虽然可以进行一些物理对应分析，但藏象理论的发展绝不能局限于物理对应，应该坚持关系本体论才能保持中医的自身，不然就会陷入以西医理论平行置换中医理论的危险，不但对中医学发展无益，而且也会丧失人类医学进步的机会。

第五节　生命藏象模型——"生命是什么"

一、生命模型

藏象模型是我们基于理性的方式能够构建的为数不多的生命模型。

长期以来关于生命的中医学模型都是开放的，构建模型的概念并不严谨，常常节外生枝、自圆其说，没有科学精神，从而无法推动有效的理论演绎。《黄帝内经》以一种相对开放的方式讨论了多种生命的病理生理，言及脏腑、气血、经络、肢体，言及饮食消转，言及五神七情、祝由，言及寒热、正邪，言及内外诸病，言及针灸技艺……似乎藏象生命模型包含其中抑或藏象生命模型已经是其前提，无需细论，总之《内经》没有明确给出完整的藏象生命模型，后世医家也没有这样做，而是在开放的、支离破碎的理论之网中游弋，以至到了清代居然还出现《医林改错》这样的初步的研究生命模型的探索。不过《内经》还是暗含了一个"五神"藏象体系，后文详述，这里列举几个中医学的生命模型。

二、魏晋南北朝之藏象生命模型

其实除了《内经》的模型，历史上还出现了其他一些模型，可惜流传至今的并不多，例如南北朝时期的《集验方》关于温胆汤的解释就可以看到其所采用的独特的藏象体系。据王玉川考证与《集验方》同时代的《删繁方》记载了一种独特的脏腑辨证理论系统："①夫五脏六腑者，内应骨髓，外合皮毛肤肉。若病从外生，则皮毛肤肉关格强急。若病从内发，则骨髓疼痛。然阴阳表里，外皮内髓，其病源不可不详也。皮虚者寒，皮实者热。凡皮虚实之应，主于肺、大肠。其病发于皮毛，热则应脏，寒则应腑。②夫肉虚者，坐不安席，身危变动。肉实者，坐安不动，喘气。肉虚实之应，主于脾胃。若其脏腑有病从肉生，热则应脏，寒则应腑。③凡脉虚者，好惊跳不定。脉实者，洪满。凡脉虚实之应，主于心、小肠。若其脏腑有病从脉生，热则应脏，寒则应腑也。④骨虚者，酸疼不安，好倦。骨实者，苦烦热。凡骨虚实之应，主于肾、膀胱。若其脏腑有病从骨生，热则应脏，寒则应腑。⑤髓虚者，脑痛不安。髓实者，勇悍。凡髓虚实之应，主于肝胆。若其脏腑有病从髓生，热则应脏，寒则应腑。"①

在这个系统中居于生命体中心地位的是骨髓，骨髓的根本是脑髓，五脏六腑的功能目的在内就是滋养骨髓，在外通过筋脉肉骨精气生养骨肉皮毛。病理上皮肉骨髓虚则寒实则热，寒则病根在腑，热则病根在脏，故"温胆汤"病机是髓虚则胆寒。温胆汤方剂在以五神为中心的藏象体系中是痰热扰心，但在《删繁方》体系中则是髓虚胆寒，从现代人体空间实体来看，《删繁方》之脑髓和《内经》之心的物理基础都是"脑"为中心的神经系统，而在出现躁扰不宁的病状时却寒温两判。心之热在于温胆汤证躁扰不安，髓之虚在于胆小易惊，胆受寒邪而胆小隋虚，可见温胆汤寒热在不同的体系下的解释是完全不同的。

三、《辅行诀》藏象生命模型

疑是《内经》同时代的《辅行诀》完全按照五行生克乘侮规则构建了藏象生命模型，并且从外而内构建了用药法度，各个方面都非常严整规则，达到了较为理想的理论状态。这里还是有必要温习一下这个模型，窥其得失。

首先，《辅行诀》将五脏病变进行定位，并且将病变的临床症状划分为虚实两类，这样五脏均有补泻法，虚则补之、实则泻之，这不同于目前我们认为脾肾无泻法的系统。然后按照五行生克列出治法和大小补泻方剂（方剂略），补泻方剂用药尽量贴合五味补泻，并将药物按照五行要求重新划分功效，以五味代替功效。如下②：

> 肝虚则恐，实则怒。以辛补之，以酸泻之。肝苦急，急食甘以

---

① 王玉川. 温胆汤的命名与主治证及其它［J］. 新疆中医药，1993（1）：55-57.
② 王雪苔.《辅行诀脏腑用药法要》校注考证［M］. 北京：人民军医出版社，2009：4-18.

缓之，适其性而衰之也。

心虚则悲不已，实则笑不休。心病者，心胸内痛，胁下支满，膺背肩胛间痛，两臂内痛。以咸补之，苦泻之；心苦缓，急食酸以收之。

脾实则腹满，飧泄；虚则四肢不用，五脏不安。以甘补之，辛泻之；脾苦湿，急食苦以燥之。

肺虚则鼻息不利；实则喘咳，凭胸仰息。以酸补之，咸泻之；肺苦气上逆，急食辛以散之，开腠理以通气也。

肾气虚则厥逆，实则腹满，面色正黑，泾溲不利。以苦补之，甘泻之；肾苦燥，急食咸以润之，至津液生也。

味辛皆属木，桂为之主，椒为火，姜为土，细辛为金，附子为水。

味咸皆属火，旋覆为之主，大黄为木，泽泻为土，厚朴为金，硝石为水。

味甘皆属土，人参为之主，甘草为木，大枣为火，麦冬为金，茯苓为水。

味酸皆属金，五味为之主，枳实为木，豉为火，芍药为土，薯蓣为水。

味苦皆属水，地黄为之主，黄芩为木，黄连为火，白术为土，竹叶为金。

为了增强理论的变化能力，《辅行诀》还将五行制化用于其中，作为其整书的精髓，如图 3 - 1 所示。

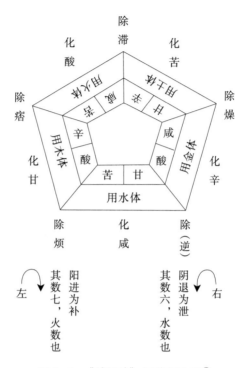

图3-1 《辅行诀》汤液经法图①

按照五行的理论要求，《辅行诀》的模型是非常严密的，严格按照五行属性制定理论。问题出在两个方面，一方面，五脏病变不是按照五行属性发病的，《辅行诀》制方仍以方症对应而立；另一方面，药性功能硬性套用五行属性依据并不充分。这还是一般化的推理问题，从现实的临床来看，这个模型临床的拓展性实际上是很有局限的，且不说能不能通过实证研究，按照五行的死理论框定纷繁的临床，理论信心实际不足，最终不免一厢情愿。脏腑关系一定有一个规律，这规律是不是五行关系，是需要进行实际研究的。

① 王雪苔.《辅行诀脏腑用药法要》校注考证［M］. 北京：人民军医出版社，2009：28.

四、少数民族医学藏象模型

此外，少数民族医学还有不同的生命模型系统。下面分析几个医学理论较为系统的少数民族医学。

傣医学①认为人体先天由四塔即风、火、水、土构成；后生长五蕴，色蕴、识蕴、受蕴、想蕴和行蕴。四塔主内，五蕴主外。四塔与五蕴相互紧密联系在一起共同构成人的生命状态。

侗医学②认为人是由天、地、气、水四种物质相互作用组成的。侗医五位一体观和中医整体观的核心观点是相似的，都强调人与自然环境的统一性。

蒙医学③认为人体由五元（土、水、火、气、空）构成五脏六腑，三根（赫依、协日、巴达干）贯通其中，形成一个统一的有机整体。五元类似于五行，三根类似于中医气血津液，但是蒙医更重视形质。蒙医认为，五脏属阳，易患热性病，六腑属阴，易患寒性病，而且五脏之热证与六腑之寒证可以并存，但六腑有热证时五脏不能有寒证。

藏医学④以"五源三因"为理论基础，即土、水、火、风、空五源及隆（气）、赤巴（胆）、培根（痰）三大因素，其理论认为宇宙中的一切物质都是由"五源"及"三因"所构成。同时，藏医药理论认为饮食精微、血、肉、脂肪、骨、骨髓、精为人体内的七大物质基础，小便、大便、汗为人体的三种排泄物。根据藏医学理论，三大因素支配着人体的七大物质基础及三种排泄物的运动变化。

---

① 李翔，张雅琼，陈博，等．傣医学与印度阿育吠陀医学比较［J］．中医药导报，2022，28（10）：54－58.

② 胡宗仁，何清湖．侗医学研究与发展的思考［J］．中医药导报，2021，27（11）：91－94.

③ 宝龙．蒙医学和中医学的比较研究［D］．哈尔滨：黑龙江中医药大学，2004.

④ 尼玛次仁，王多吉．藏医学概述［J］．中国藏学，2007（3）：102－108，128.

维医①认为宇宙万物由火、气、水、土四种元素构成，四种元素还存在相生"全生""半生"和相互制约即"全克""半克"规律，四大物质相辅相成。维医对人体解释还包括一些重要的学说，如气质学说认为人体气质可分为正常气质和异常气质两大类。异常气质同时又可分为单纯异常气质（热、寒、湿、干）和复杂性异常气质（干热、湿热、湿寒、干寒）；体液论认为人体是由四种不同的体液（胆液质、血液质、黏液质、黑胆质）构成的。体液之间保持着相对平衡和相互制约又相互补充。体液失衡、数量或质量发生异常变化可引起疾病。器官学说与现代解剖一致。维医力学说与素质学说认为力学包括生命力、精神力（12 种）和自然力（7 种）。

苗医学②认为人体由事物形成的能量、物质基础、良好结构三个方面构成，人体的物质基础则为"气血水"三要素论，它们则由"五基"即光、气、水、土、石构成。人体就是在能量的驱使下，气、血、水这三种基本物质在结构中运行而发生生命的。

少数民族医学关于人体生命的模型与中医学处于同一宏观水平，都属于古代医学而不是现代医学，只是模型的视角不同，同样的生命现象其意义不尽相同，但不妨碍人们对生命真相的理解和把握。这些古代医学的共同优势是对生命的整体把握和观照，医学始终保持其自身，不至于将医学异化为技术。

五、现代医学的生命体模型

现代医学的生命体模型在宏观上是一个以中枢神经系统为中心的，消化、呼吸、循环、内分泌、生殖、泌尿、运动、免疫系统为支撑的生命系统；微观上是一个以基因运动为中心，多细胞通过物

---

① 艾力肉孜. 维吾尔医学基本理论探索：上 [J]. 中国民族医药杂志, 1998 (2)：4-6.

② 张金萍, 刘兵. 认识"身体"的不同"范式"以三种苗医学理论体系及其理论流派为例 [J]. 科学文化评论, 2021, 18 (3)：51-64.

质和能量交换分工组织的有机系统；功能上生命体是一个通过新陈代谢和适应环境以传递遗传物质最终实现特定生命体生存根本目的的有机体；社会学上人的生命是以关照个体的情感体验为中心的社会单元。在自然背景之下，生命的目的如果是核酸的传递则世界上有病毒足够，生命的目的如果是形质的维持则原核细胞足矣，生命的目的如果是智能的进化那么出现人类就理所当然，而生物是多样的，生命的意义是多样的，人的生命目的就是人的生命本身，是人的身体和人的情感所在。

因此，在现代医学中人的生命体是一个从微观到宏观、从生物到社会都指向精神意识思维的系统。当然其他动物甚至植物也可能存在或多或少的精神意识思维，但是非常有限，各种生物表面上生命的目的确实是物种的存在，而最为深刻的目的或最能体现物种存在目的的现象难以与"人的情感"相比拟！在这一点上，中医藏象学将五脏功能落足在"五神"可谓是较为深刻的。

综上，关于生命体模型，传统医学生命模型与现代医学生命模型的主要区别就是，传统医学坚持"天人同构"的"有机关系论"人体生命模型，而现代医学主要坚持一种空间实体机械论人体生命模型。理想的生命体模型一定是将"天人同构"彻底贯彻到空间实体，这样才是一个完整的生命模型，下面我们在理论上尝试这种可能性。

（一）生命模型的系统观

理解生命模型，第一个问题就是理解生命模型为什么要存在，这个问题实际上是无解的，因为我们无法想象生命不存在的情形，因此，这个问题只能搁置。但我们思考生命存在的意义，这里就有两个问题，一个是生命存在的条件，一个是存在的目的。生命体存在的基本条件就是新陈代谢现象，接着是生殖现象，由此派生的现象是代谢和生殖带来的情感，这构成了人生的重要意义。生命存在的根本目的就是存在本身，追求存在则派生出荣誉感、征服感、理解世界的情感冲动，也可以反过来认为生命存在的目的就是彰显情感。对于人的生命而言，最为有价值的就是人类的自我意识，而且这一点至今难以在空间实体上还原。而从自我意识产生以后与自我意识形影不离的就是"感性"和"理性"的斗争，人们一度以为理性是本质的，但至今的事实告诉人们理性原来一直在被感性的实现所利用。当然这个不是我们需要的重点，而这个帮助我们理解生命就是要理解到"情感"是生命存在的终极目的，生命的存在就是生命的意义，但是生命的存在是情感在维系。

构建理想的生命模型，目前来看就是要跨越宏观与微观、跨越空间与时间的鸿沟，也就是消解二者的对立。这是否具有可能性呢？客观来看，我们的世界实际上本来就是微观与宏观相统一的、局部与整体相统一的、空间与时间相统一的、动静相统一的、主客观相统一的，之所以现在变得不统一，是认识上分离的结果。事物被拆开了，还原不回去，这是人为的结果，所以，还原论不能逆向返回一定是还原拆解过程中损失了复原的物件。例如拆开一部机器或人工关节置换后是完全可以复原的，而把人体拆解为无机物则难以复原、把房子拆成瓦砾也难以复原、人体罹患癌症后亦难以复原。又如当物体被拆解到一定程度后局部的性能不再能解释整体的意义，一只切下来的手完全可以解释整体的意义，告诉人们这只手的主人是一个特定的人，但是当人们获得的是一组干细胞或化学物质，就难以从这些干细胞或化学物质的性能解释整体的功能特性，你不可能从一粒沙子读出它曾经参与构建的宏伟建筑的状况。因此，构建理想生命模型要解决的关键问题是整体和局部联系的是什么？

为了解决这个问题，还是要讨论一下局部和整体的关系问题，这个问题在哲学上是"二律背反"无解的，但在现实中却是实际的问题。在现实中整体和局部的关系就是局部是整体的局部，局部是由整体定义的，没有整体就无法理解局部，也就是说从局部中读不出整体而只有在整体规定下才能认识整体，如离开人体的手不再是手，而假肢或移植的手仍然是手。关于这个问题，亚里士多德就说过凡事都有维持和彰显其自身的张力。其实这种张力就是整体对局部的约束力，即使石头也对构成石头的沙粒有这种约束。所以，整体和局部的联系就是整体维持其自身存在的张力，用薛定谔的话说就是"秩序""信息""负熵"，整体拆解过程中损失的就是整体成为自身的秩序、信息和负熵。自然界中获取负熵最佳的方案就是自组织过程，人工智能也在干这种事情，自组织的起点往往是极为简单的规则，例如核酸双螺旋和贝叶斯方法，而人工直接逆向构建自组织体则十分困难。

如果要人工逆向构建复杂系统，就要理解系统存在的张力是如何维持的，理解生命体的意义和诉求，这样才能够在功能意义上解决问题。现代医学在空间实体方面非常深入地了解了许多生命现象，传统医学则在宇宙人生同构的高度上构建了生命体的模型，前者有形无神后者有神无形，但是我们要回答中医学如何可能的问题，这就只能给中医的生命之魂寻找依附，看看中医学的生命模型在空间实体上的实现程度，以部分揭示生命的意义。

因此，理想的生命模型就是不但能够理解"生命体"的静态秩序，而且能理解这些秩序在生命进展过程中的维持机制，理解秩序就能填充我们对生命目的——"情感"整体约束力理解的缺失。

（二）人生命体模型的连接和秩序

1. 宏观连接和秩序

宏观连接就是器官的连接，器官之间的连接是在功能需要的约束下出现的。毛发分布于皮肤表面通过毛囊与皮肤连接，皮肤通过黏膜过渡带与体腔黏膜连接，骨骼肌通过肌腱附着于骨骼，骨骼通过肌肉、肌腱以及骨骼之间的物理外形连接，内脏之间及五官与身体通过物理结构铆合连接，脑和脊髓存在于骨骼中，血管和神经如树枝一样分布全身。这些连接是物理连接，器官通过物理性质发挥一些生理的功能，例如防御、支撑。这些物理连接为什么是这样的？其意义似乎就在于使人体看起来像人体的样子，至于人为什么是这个样子，这个样子比其他样子更有利于情感的发生吗？或者更有利于人的较强的反思情感能力的发生？或许，这个可以通过实证研究来证明。

从器官及其连接的物理结构和性质的量化只能读出拼接这些器官的安放意义，读不出来器官的功能。从器官及其连接的秩序，如四肢在身体远端、肝胰脏离胃最近、肾脏在肝脏之下、大脑位于颅腔中、血管和神经则通向所有组织器官等，可以读出组织器官在维持身体存活的部分功能。肝脏和胰脏离胃近可以节约消化液的分泌运输物理，四肢在身体远端发挥运动功能，肾脏在膀胱之上过滤尿液，肠道很长且位于肝脏胰脏之下是吸收营养的，子宫在下便于分娩，心脏在上便于血液借助地球引力流动……然而甲状腺和肾上腺分泌激素的靶器官则遍布全身、骨髓产生血细胞也遍布全身，从它们安放的位置并不容易读出功能，但可以读出它们位于身体的深部，而且量很少，那么一定是产生维系生存最为精粹的物质的结构。而且进一步通过损毁性实验研究可以确定脏器的功能，如没有肝脏不但会出现黄疸而且出现肝性脑病，没有肝脏和肾脏就会出现黄疸和无尿，没有脑会失去意识和肢体的随意活动功能。这些秩序在人的一生中一般不改变，一旦改变了，例如脑和心脏位置交换，就是灾难性的，但是肾脏的位置上移至肝脏的位置倒不一定引起什么问题，毕竟有游走肾的例子。因此，从这些秩序本身还是不容易读出精神意识思维甚至情感，反倒是读出了器官的一些维持生命的功能意义。

但是，通过人的表情、气质、活动状态、语言则可以很快读出精神意识思维和情感，这些内容是由组织器官的空间实体和实体所处的特定物理位置所决定的。站在系统的视角下，器官之间实际上是通过动静脉血管、淋巴管道、神经网络联系在一起的，此外还没有发现不具空间实体结构的存在，从这些连接本身无法读出精神意识思维和情感，精神意识思维是产生于所有器官通过连接涌现出来的，是一个身心过程。那么器官之间的真实连接和秩序就很难说是物理上的，而是物理连接之下信息的连接和秩序，信息的传递的完整程度通过器官输出的完整的物质的量来决定。因此，理解器官之间的连接和秩序需要测量器官的输出，这些输出虽然不是精神意识思维和感情本身，但是它们是基础，甚至可以反映精神意识思维和感情本身的状态，这是望诊和脉诊的基础。

2. 微观连接和秩序

生命的微观如何定义呢？在物理学上按照相对尺度比例有宇观（光年以上）、宏观（毫米至千米）、介观（微米至纳米）、微观（费米至阿米），这种尺度划分如何适用于生物体呢？生物体的宏观和微观的界限主要还是基于系统层次来讲的，系统层次的划分依据应该是每一层次的基本单元不足以解释上一层次的功能，而不是主要依靠物理尺度。比如我们能看到人的面色改变或尿液变黄，这个算是微观还是宏观呢？我们觉察到情绪的细微变化是宏观还是微观呢？这是完全跨尺度的生命现象，物理尺度应用于生命系统是有缺陷的。

那么，生命体的宏观主要定义在器官层次，器官是生理功能的直接执行者，例如人的精神意识思维和情感就产生在器官功能的整体协调层面上，不只是高级神经系统，就是胃肠、心脏、甲状腺、肾上腺和肝肾甚至菌群等器官的异常也会影响到精神意识思维和情感的变化。下一个层次是组织，这个层次肉眼实际上还是可以看见的，就是器官本身的神色形质，但是组织的结构还是可以解释其器官的功能，在功能上组织应该和器官是同一层次。只有深入到细胞的层次才算到了下一层次，在细胞的层次上肉眼无法识别细胞，而且单个细胞虽然有特定的组织分化特性，但是单个细胞有更多的可塑性和自由度，不再能够决定整个组织器官的功能，也就是说细胞功能与组织器官功能的关系是非线性的、复杂的、难以直观理解的，它们发挥生命体的支撑功能由生命体的整体约束力来实现。再下一个层次就是分子层次，这个层次上分子非常渺小，最小达到原子级别如一氧化氮、钠离子，最大达到染色体用显微镜即可看到，这些分子不直接对人体生命的存在负责，它们游离穿梭，或以机体的非线性动力学结局发挥作用，或以一己之力撬动海啸般的生理活动。虽然总体上它们的存在受到整体生命约束力的制约，但是它们主要是对细胞功能负责，癌症的存在就是最好的证明。因此，生命的微观层次主要是细胞和分子层次，这个层次有自身的连接和秩序，这也说明生命存在张力的整体约束也不是绝对的，具有相当的"民主"。

首先讨论一下细胞的连接和秩序。

人体所有的体细胞都由同一个受精卵细胞发育而来，复杂的不同组织器官的细胞是单细胞分化的结果，因此，我们很难否认所有不同种类的体细胞都继承了共同的生命诉求和生存倾向，这是复杂体细胞的同质性，很大程度上是整体约束力的来源。同时分化完整的生命体，不但不同组织器官的细胞特征不同，就是同一组织中的每个细胞也很难说是完全相同的，这是细胞的异质性。细胞之间的物理连接是胶原纤维之类的细胞间质，也可以是体液溶质，这些连接实际上也是物理连接，通过这些连接本身读不出来细胞的功能，更读不出来精神意识思维和情感。即使是通过脑组织中的细胞基质也读不出来意识本身，培养多少脑细胞都无法产生意识。

那么就只能从细胞的秩序来讨论这个问题了。按照结构不同，每种组织中包含各种不同的细胞，这些细胞按照组织整体的功能需求而聚集在器官的不同区域和细胞之间，最终体现的是器官的生理功能。例如肝细胞通过不同的排列连接形成物质输入的肝窦端和物质输出的胆管端；脑组织根据功能不同分为不同的脑组织，而神经细胞则基于输入和输出功能的要求分布排列，便于发挥感知和运动功能……从组织器官细胞空间秩序的确可以读出器官的功能，细胞空间秩序的改变一般意味着病变，这是组织病理学和影像学成立的依据。但是细胞的空间组织秩序并不能读出精神意识思维和情感，精神意识思维和情感难以在细胞的空间秩序中直接表达出来。

接着讨论一下分子层次的连接和秩序。

一般的蛋白分子如酶类、结构蛋白、氨基酸小分子以及无机分子等是化学的，按照电荷的含量决定自身的功能，这些分子本身不具有任何意识的内容，它们之间的连接就是电荷力，秩序就是电荷量，电荷量规定着分子的分布，分子的功能也是电荷作用的结果，如主动转运蛋白就像一个电荷驱动的小马达。这已经是很微观的世界了，然而在这个世界中不但读不出来精神意识思维，就连器官的功能也读不出来，只有纷繁复杂的分子事件。而这些分子事件最终以集体的行为通过非线性方式表达出了细胞的功能，实现了层级的跨越，这是这些分子自身终其一生都无法理解的问题。尽管我们从分子事件无法读出精神意识思维和情感，但问题的关键则在于生命体以一种什么样的力量利用了这种微弱的分子力量的呢？

分子生物学层次还有一个十分重要的分子就是染色体，染色体可以说是蕴含了人的生命体的一切信息。染色体则是一个动态甚至流动的物质，一方面，它完全通过碱基的序列实现自身的功能，染色质受控于局部信号物质的电信号浓度，发出调节细胞输入输出功能的指令，并制备蛋白质分子。另一方面，染色质通过对细胞功能的调节，最终实现自身的增殖和遗传，这就类似于染色质自身就是自身存在的原因这种状况。但是，要在 DNA 的序列中读出来精神意识思维和情感似乎比细胞、蛋白质等分子的秩序容易，因为一定的DNA 序列大概率情况下决定器官的功能，并且难以被中间修饰所改变，自然精神意识思维和情感是与特定 DNA 序列对应的。总体的DNA 序列可以反映个体的"五神"特质。

综上分析，生命体微观与宏观没有空间上的不可跨越和鸿沟，微观与宏观的联系就是秩序，是整体维持自身存在的张力，整体存在的张力决定了生命物质的调度秩序，但是局部也不是绝对服从整体的存在，具有逃逸潜力和机制。哲学一点，仍可以概括为"人体生命自身的存在就是自身存在的理由，而且完全可以实现"。

第六节　中医学的生命模型
——一种"形而上学"

一、中医学的生命模型

前面已经初步提出了中医学生命模型的一些情况，下面我根据个人的理解正式提出中医学的生命模型。中医学人体生命体模型的中心思想就是人的内外的联系性、整体性、相对性、因果的可溯源性，这一点是彻底贯穿在整个中医学的理论和实践中的。中医学人体生命体模型的核心有两点，一个是阴阳五行，一个是藏象，阴阳五行是用来刻画藏象关系的，藏象则是客观的生命现象，没有阴阳五行藏象经络就无法用语言表达出来，阴阳五行提供了一套范畴模式，我们首先要明确这套范畴模式的边界。接着我们需要探讨，脱离阴阳五行，我们还有什么样的模式来刻画中医学的人体生命模型。

（一）阴阳五行藏象模型

藏象理论的关系本体及其物理。藏象理论是一个以心神为中心、五神为最高层次的、以脏腑组织器官物理功能为基础的关系模型，也就是说人体组织器官生理活动的最终目的是实现神魂魄意志五神，这是基础中的基础。藏象理论中"心主神"外应巨火（太阳）为一身之大主，是对整体生命活动约束的力量，承载着精神意识思维的压力。对应于物理实体主要是形成精神意识思维的物理基础，其中最直接的就是大脑皮层，然而大脑皮层功能的实现不但取决于大脑皮层本身，而且与整个神经系统、全身组织器官的功能状态有着密切的联系，同时受到自然社会环境的影响和作用。神魂魄意志五神分别对应于精神意识思维产生和维持的不同中枢神经物理层次，也与组织器官和自然社会环境关系密切，所谓"脑肠轴"就是一个例子。心的这个关系模型及其物理实体对应就应该建立在这样的框架内才能具有良好的逻辑自洽，进而结合人体物理结构、自然环境、社会因素开展物理实体研究，才能最终完善基于天人相应（生物自然社会）的"心主神"的整体模型。

肝主疏泄、主藏血、藏魂、将军之官外应风，承载着人体向内收缩的心理生理压力，是对人体物理实体运转活动状态和所需功能的模型理解。从临床现象来看，躯体（胁肋、少阳头痛）胀痛、四肢厥逆、情绪抑郁、睡眠障碍、月经不调以及烦躁易怒、口干口苦、腹痛腹泻、脉弦紧或数等主要是肝的病变，而且对于肝的治疗疏肝和血、柔肝养血是基本而有效的措施。对应于物理实体主要是血管及其相关的神经、激素调节功能，既包括动静脉大血管，尤其是小血管、微血管；也包括中枢神经，尤其是末梢神经。显然，肝的功能与心神通过神经、激素和自然社会因素相联系，其研究进路和框架是显而易见的。

脾主运化、升清、藏意、外应于湿，承载着饮食物的压力，是对人体消化代谢功能的模型理解。人体的物质代谢功能的全过程，从饮食物进入人体、中间代谢转化到排泄的具体转运、分泌功能都是脾的物理对应。这就包括胃肠道的吸收、分泌功能，肝脏的代谢转化功能，胰脏、甲状腺、骨骼肌中的物质代谢酶和代谢激素等。脾的强弱受到先天禀赋、衰老、后天饮食和过度思虑精神心理等自然社会因素的综合影响，在不同情况下主要的因素不同。这样其物理实体研究进路则在于构建这样的系统，并将其作为一个整体进行进一步的功能研究，确定运行机制。

肺主气司呼吸、朝百脉、通调水道、藏魄、外应于燥，承载着水气的压力，对应于体循环功能的模型理解。体液循环和气体交换主要是心脏和肺脏的功能，这两方面的障碍是互相影响的，心脏的功能障碍首先影响的就是氧气的缺乏，而肺功能的障碍也直接影响氧气的输入，这在临床上既有宏观的表现也有微观的表现，毋庸置疑。水液的灌注和排泄的直接动力就是心肺功能，这一点也可以在肺的功能模型上得到很好的解释和理解。而心肺功能正常，宗气充沛对人体精神意识中主导气魄、信心的功能均是显而易见的宏观现象，肺藏魄也可以得到很好的解释和理解。因此，肺的藏象物理对应可以在心肺调节水气的框架内进行。

肾主骨生髓、司二阴生殖、生长发育、藏志、外应于寒，承载着生殖的压力，对应于下丘脑、甲状腺、肾上腺、性腺和骨髓、脊髓的模型理解。激素内分泌系统负责人体整体功能的激发作用，而且这个系统受到饮食、昼夜、季节、生长发育过程节律的深刻影响，并形成了特定的节律模式深刻影响着全身的节律。人体各种节律如睡眠节律、心肌节律、月经节律、发育节律、体温、排二便都与肾有着密切关系。人体节律的正常是保持人体机能、精神意识思维稳定或坚定的关键，肾主志的内涵就在于此。因此，肾的藏象物理对应可以在神经内分泌节律功能的框架下进行。

六腑的物理对应相对简单，但是必须根据功能确定，而不是根据名称确定。小肠主津，泌别清浊，而临床症状主要指示下尿路的问题，如小便短赤、小便清长。大肠主液、传化，临床症状主要指示大肠和直肠的问题，如大便干结或里急后重、便下赤白等。胆为将军之官、决断出焉、藏精汁，有胆囊的指示，但是临床意义不大，胆的临床意义主要指胆经的热性病变和决断的思维能力。胃主要指示胃，这一点中西医基本一致，但在中医学中胃和西医的心脏疼痛、心悸怔忡常常相关，这个物理对应可能还是在局部脊神经联系上。

膀胱主要指示肾脏和膀胱，具有泌尿和储存尿液的功能。三焦的物理对应在形态上对应于体腔，功能上就是上中下焦脏腑的功能存在。

气血津液在功能上是脏腑功能的直接执行者，也是生物信息的直接传递者，血和津液就是指示血液、淋巴液、体液，这一点不难理解。气是较难理解的，气首先是人体生命力的总体支撑，其次具有抵御外邪的能力，再次是五脏六腑皆有气，还有卫气、营气等。气难有相对固定的物理对应，主要还是人体整体和局部功能的概括，气携带者整体和脏腑间的信息。在治疗学上，气机调顺是一切疾病治疗的直接目标，任何治疗措施从本质上讲都借赖于人体功能，也就是气，治疗的目标也是恢复功能，也是气。

经络腧穴。虽然经络具有循环灌注的向心性特征，联系体表和内脏，但是从经络的历史发生来看，经络除了线条主要还是指皮部，就是皮肤和皮下软组织，具有防御外邪的作用。由于穴位主要分布在经络上，腧穴的实体也就是皮肤和皮下软组织。由于人体是一个密切联系的整体，皮肤局部的变化以及穴位的质地、压痛变化往往可以提示脏腑的病变，可惜这方面的科学研究并不充分，尽管这非常容易实施。

这些脏腑的物理对应是主要的，另外还有五官、皮肤、毛发的物理对应是确定的，但是它们与脏腑的联系也缺乏足够的研究确定，仅仅停留在中医理论形而上学的层次上。而在脏腑物理对应确定的前提下，进行相应研究还是极容易完成的。

（二）脏腑间关系模型

脏腑间具有几个不同性质的生理关系：系统层级关系、功能协同关系、有限功能类别关系等，它们共同体现了生命以精神意识思维为中心的系统目的性。首先系统层级关系，这是人体宏观形态和人体的功能形式展现出来的：人体在解剖物理实体上是以脑为核心的生命体；而在功能上则说明人体的最高系统层次就是精神意识思维；组织器官有其自身的相对独立性，但是最终服务于精神意识思维的存在和发展，并受到高级神经中枢的约束。因此，人体不论是结构还是功能，都是以高级神经中枢结构和功能为中心和最高层级的有机多层次系统。其次，各个组织器官结构和功能相互独立而又通过血管、神经、淋巴内的体液等密切联系，协同配合，最终服务于大脑皮层产生精神意识思维。最后，组织器官功能不同，分工合作，但是其功能受到整体的约束，在适应整体的有限范围内发挥功能，如图 3-2 所示。

脏腑的分类正是基于生命目的性和器官功能特征进行划分的，表 3-1 按照中医学理解的脏腑关系模型对组织器官进行了初步分类，以纠正中医基础理论中的名词逻辑矛盾。但是，这远远不够，脏腑物理实体之间的关系的界定以及基于中医脏腑属性的分类对应还是不够清晰和严密，并且其中许多脏腑关系在这个归类下难以确定，还不包括四肢百骸、皮毛九窍、奇恒之腑等。特别是物理实体的功能表现具有个体性和条件性，形而上学的分类方式只能有限度把握类别的准确性。在这样的分类下，脏腑间的关系理解有三方面：一是通过阴阳五行生克关系来解释，二是通过脏腑功能来解释，三是按照器官物理实体功能来解释。三个方面从不同的角度对脏腑或组织器官的功能进行了解释，这几个方面如何正确结合还需要大量的研究工作来确定，但是最终的指向性应该都是精神意识思维的存在和发展。

表 3－1　脏腑物理对应及相互生理关系

五行阴阳	脏腑	物理对应	君火	物理对应	厥阴木	物理对应	太阴土	物理对应	少阴金	物理对应	少阴水	物理对应	厥阴火	物理对应
			心－神	大脑皮层精神情绪中枢	肝－魂	血管、淋巴管、外周神经	脾－意	胰肝胃肠甲状腺	肝－魄	心脏肝脏	肾－志	下丘脑内分泌轴、延脑	心包	丘脑网状系统
火	心－神	大脑皮层情绪中枢	—	—	行血、藏血、神－魂、喜－怒	血供、外周神经反馈	行血、生血、神－意、喜－思	高级中枢消化系	行血朝百脉	中枢供血	精血、精神	觉醒、睡眠	代心受邪	神经传导
木	肝－魂	血管、淋巴管、外周神经	行血、生血、神－魂、喜－怒	血供、外周神经反馈	—	—	生血、藏血、疏导	血供、肌肉运动调节	行气血升降	血液运输、应激压力	精血、藏泄	血压、灌注及血管反馈	??	神经传导
土	脾－意	胰肝胃肠甲状腺	行血、生血、神－意、喜－思	高级中枢消化系统	生血、藏血、疏导	血供、肌肉运动调节	—	—	主气生气、水液水谷	消化系统供血	精与气血、水液代谢	消化的神经调节	??	??

（续上表）

五行阴阳	脏腑	物理对应	君火	物理对应	厥阴水	物理对应	太阴土	物理对应	少阴金	物理对应	少阴水	物理对应	厥阴火	物理对应
金	肺－魄	心脏肺脏	行血朝百脉	中枢血供	行气血、升降	血供、心理压力	主气生气、水液	消化系统供血	－	－	呼纳	呼吸心博中枢	??	??
厥阴火	心包	丘脑网状系统	代心受邪	神经传导	??	神经传导	??	??	??	??	??	??	神经传导	－
太阳火	小肠	下尿路	表里阴阳	排便感知	开合	??	营养、水液代谢	??	??	??	排尿	??	??	??
阳明金	大肠	大、直肠	??	排便感知	开合	??	大便排泄	大便排泄	表里阴阳	??	排便	??	??	??
阳明土	胃	胃	??	感受进食	??	蠕动	表里阴阳	功能协调	??	供血	??	调节食饮	??	??
少阳木	胆	胆囊、决断	??	??	表里阴阳	??	??	??	??	??	??	??	??	??
太阳水	膀胱	肾膀胱	??	??	??	??	水液代谢	??	??	尿液生成	表里阴阳	调节水电解体	??	??
少阳火	三焦	体腔	??	??	??	??	运行清气	??	??	??	??	??	表里阴阳	??

注："??"表示待定。

　　这样分类和关系理解的最大意义在于中医学理论能够对物理实体进行更准确的操作，中医干预方法能够通过正确的物理实体表达出来。下一步可以在中医学五神藏象关系模型下进一步研究物理对应的藏象、阴阳五行意义，以对应中医学的干预措施，推动中医理论的发展。

　　然而，对比西医学以物理实体的确定为导向、依赖科学技术工具的发展方式，中医学的发展是以生命整体生存目的约束下发现物理实体的关系为导向的。那么，进一步的研究能不能定义生存目的性以及在此基础上发现脏腑间新的有意义的关系模式就显得更为重要。表3-1中脏腑间的关系和组织器官间的关系和关系模式实际上更为复杂多样，而且由于其复杂性、系统性、整体性，需要更多的研究和新的方法来确定。

　　另一方面，我们需要清醒地认识到，这种物理对应和脏腑间关系的理解，其真正后果是物理化，具有西医理论平行替代中医理论的危险。对这个问题的解决在于跳出物理实体，纯粹在关系的层次上理解生命现象和调动关系。但是，我们知道关系一定是物理实体的关系，不但关系调动的实现一定是通过物理实体手段实现的，而且关系的认识也是通过物理实体来实现的。那么，问题就在于面对物理实体我们应该理解为生命的关系和模型，而不是物理化学的物理实体，例如对中药石膏我们是将其定义为辛凉的事物而不是二水硫酸钙，对舌质红赤我们将其定义为血分有热而不是炎症充血，也就是回到医学和人体本身而不是回到化学和物理，这时临床症状和干预手段都被赋予了真实的、整体的、完整的医学意义。这正是中医学的本身，因此，这些物理对应和它们之间的关系需要生命关系意义的理解而不是物理化学学科意义的理解，这种超越和理解是重回中医学甚至医学本身的关键所在。

最后，生存目的性即生命维持生存的目的性，也就是生理情况下人体所有的生理活动的目的都是在保护生存能力的，或都是不伤害生存能力的，生命过程不做无意义的事情。同时生存目的性在广义上还应包括生殖和繁衍能力，因此，在种群生存的角度上，个体生命衰老死亡是必然的，这也是不伤害生存目的性的现象。种群生存则要为生态系统牺牲。我们知道生态系统是以食物为基础进行被动自我调节的有机系统，但个体生命系统要复杂得多，除了食物代谢，还有防御、衰老以及生理心理等主动自我调节。生存目的性的实现是整体生成性的，还原论的物理实体只能局部诠释而难以跳出生存目的性之外来构建和理解，脏腑关系模型也是在生存目的性之下进行理解的。

因此，脏腑关系模型就是能最大限度模拟生存目的性的运行方式。下一步藏象基础理论需要考察这些物理对应及脏腑间关系的功能模式，通过对这些功能关系的理解进一步构建和丰富中医学的藏象理论。例如这些物理实体在物理化学层面上有自己的功能，那么这些功能在不脱离整体生存目的性的框架内体现为怎样的藏象特征，从而与藏象理论和基于取象比类的干预手段之间建立直接联系。

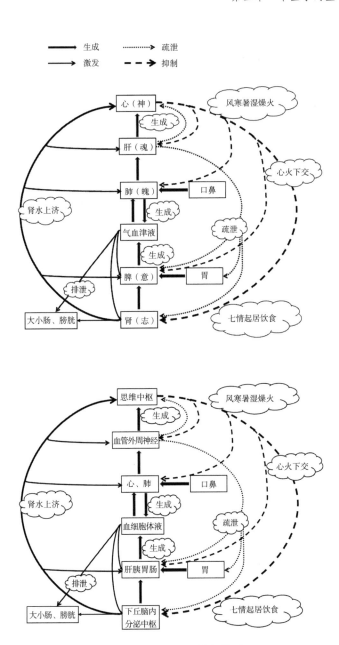

图 3 - 2　阴阳五行藏象模型

二、中医藏象生命模型的边界

上述讨论大体明确了五行藏象模型的可能性，接下来我们需要讨论其中的不可能性，也就是阴阳五行模式理解生命模型的边界。

这个模型的主要边界在于模型是用固定的模型硬套生命模型本身，这样的结果有一定的符合率，这个符合率有多高则必须通过实证研究加以证实，才能明确阴阳五行藏象模型的价值。但是王玉川早年对五运六气与中原地区历史气候的符合率研究结果是8.4%，阴阳五行藏象模型对人体疾病预测判断的准确率有多高呢？这个目前还不得而知。但是可以从中医学的推理过程一窥其所以然，我们进行如下的讨论。

首先对人体系统的理解是基于各种有限经验理解的基础上构建的。人体是一个复杂的有机系统，中医学主要将人体理解为一个功能系统，这个功能系统实际上也可以划分为通讯、防御、代谢、循环、排泄和激素六个功能模块。藏象中实现这些功能的脏腑分布在营卫、皮毛、肺主防御从革属金，脾胃主代谢属土，肝、筋经疏泄主循环属木，皮毛、大小肠、膀胱主排泄属阴水，肾藏精气主内分泌激素属阳水，心藏神一身之大主主通讯、感知属火。从形象和功能上做这样一种形而上学的对应，以为下一步的推理和模型构建确立一个锚点。这里的一个问题是，这六个模块放在一起凭什么就会形成一个整体，并且是达到生命目的的整体？这六个模块只是生命体本身的六个方面，身体自身的存在解释自身，生命体通过完成大自然交付的生产精神意识思维的任务而维持自身的存在，如同各个器官通过完成整体分配给各自的工作而获取自身的物质代谢最终维持自身的存在一样，六个模块只是六个功能。

接着，中医学理论中采用的证实性推理方法，也就是只考虑可以验证的、可以解释的，但是没有证伪的推理，也就是对证伪的情况采取回避和忽视。防御、代谢、循环、排泄、激素和通讯六个模块是否产生魄意魂志神，这六个模块是否具有五行生克乘侮的关系？例如人体的防御系统由皮肤、血脑屏障、细胞和体液免疫系统、消化道酸碱环境以及定植于皮肤消化道的微生物等组成。这些组织器官能产生"魄"吗？《说文解字》提出，"魄"阴气逆物而归，迫然着人，主于性，形体得以开启，聪明是魄之范式。或者说这些组织器官能够加强耳目感觉能力吗？另外，防御器官组织功能减弱的情况下，金的功能下降，是否会出现血管（木）功能增强，金不生水，激素和排泄功能减弱，日久子盗母气消化功能下降？其余四脏也有同样的问题。五行除了生克乘侮还有一个亢害承制的规律，就是五行功能代偿和纠偏机制，例如土虚则水泛，火弱则金旺，木弱则土旺，土旺则水制；或土虚则金弱，水弱则木枯，火弱则土虚。这两种情况都是从土虚开始，从相克的顺序推则水制，从相生的顺序推则没有生机。又如土旺则水亏，火旺则金弱，木旺则土制；或土旺则金旺，水盛则木旺，火旺则土盛。这两种情况从土旺开始，从相克的顺序推则水制，从相生的顺序推则没有生机。但是实际的生理情况下，什么时候走相克的路线，什么时候走相生的路线？或者什么情况下两条路线都走？另外还有相侮相乘、多个脏腑同时病变的情况，这些情况的结局看起来的确非常复杂，那么所包含的疾病情形一定非常多。

按照中医理论和模型设想，我们将肝木功能增强的情况都列出：肝木直接相关的关系有我生—火、我克—土、生我—水、克我—金，这涵盖所有的生克乘侮情况，四种情况每种情况的传导列出其中两种直接关系，例如我生、我克就按照我生、我克传导，而生我和克我则按照生我和克我传导，如图3-3所示，木旺后第一级传导4种结局、第二级8种结局、第三级16种结局……一直倍增。而完整的情况是每一级都是肝木直接相关的关系有我生—火、我克—土、生我—水、克我—金4种情况，也就是木旺后第一级传导4种结局、第二级16种结局、第三级64种结局……这只是五行规则的传导，实际情况实际上经常出现不传导或其中某一种或几种情况传导等复杂情况。这样的话，要想采用五行理论解释临床现象就只能解释能解释的，不能解释的就不算，这就是一种证实的方法。我们将肝木定义为血管和循环系统，肝木旺表示血管紧张，进行五行推导解释实际问题也是可以在逻辑上讲通的，例如，血管紧张则会出现精神亢奋、代谢和生殖激素分泌减少、消化功能减弱、免疫功能减弱（体液免疫和细胞免疫被抑制），这些情况不但可以发生而且具有相当的现实性。血管紧张一般是由于应激反应增强、儿茶酚胺系统过度活化导致的，这种情况下人的精神高度紧张、消化腺分泌抑制、生殖意愿下降都是会真实出现的，其他情况可同样推理。但问题是，这些情况也可以不出现，出现五行传导的情况并没有强的空间实体基础，就像在数学上进行了许多推导和模型构建，它一定在现实中有某种对应，但这不是绝对的。因此也就不难理解王玉川①考证运气学说极端气候的实际发生和运气预测只有8.4%的符合率，而已经发生过的则是100%符合，而没有发生的则是100%不符合，这就是证实性思维方法的结果，只考虑符合的进行自圆其说，不考虑不符合的，本质上是一种主观唯心主义的思维方法，或者"人为自然立法"。

---

① 王玉川. 温胆汤的命名与主治证及其它 [J]. 新疆中医药, 1993（1）: 167 - 168.

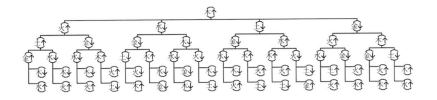

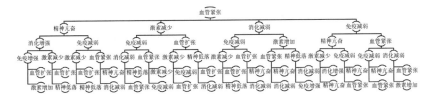

图3-3 五行含合转化，以肝木为例

这里的教训就是，藏象五行模型也罢、藏象五神模型也罢，从模型走向实际只能有一个范导的作用，而不能有一个获取真理的途径，也就是中医学用现代方法怎么研究，最终的结局就是只能证明其是正确的，而无法证明其是错误的。中医学的总理论或元理论不具有证伪性，这没关系，因为元理论是思想的起点是独断的，不具有证伪性，还有纯理论的学科如数学也不具有证伪性，能证伪的理论是那些声称真实描述了现象的理论，例如牛顿的力学，中医学不能证伪也主要是指他的元理论和纯理论的内容，只要涉及描述生命现象的理论就应该被证伪，这是中医学一直缺乏的理论和实践精神，一旦理论被证伪就退回到元理论而不能批判和从证伪出发发展理论。中医学中可以证伪的内容应该包括：药物的功效作用、生命现象（四诊资料）对应的实体病变、生辰八字对应的疾病预测等允许第三者在场的知识性内容，而不是那些仅仅基于信念的只能容纳医患双方的元理论。

显然，中医学的发展的源泉仍在现实中，一定不在"故纸堆"中，我们不能指望从阴阳五行和藏象理论以及病因病机、辨证理论中推导出解决实际问题的方法，我们也不能指望通过数学的方法推导解决实际问题方法，更不用说从理论分化尚不如中医的《易经》了，解决实际问题的方法只能是发挥阴阳五行和已有经验的范导作用，在天才般的顿悟下通过试错的方法小心地求证。例如阴阳五行提供了分类事物的范畴，《伤寒论》积累了外感病及内科杂病的方症（状）对应经验，但是并没有提供一种可以按照这样的思维方式认识和应对"癌症"的推理方式，癌症的治疗只能通过进一步的顿悟和试错来解决。所以，最终实际问题的解决只能靠我们实践者的信念。

这也许就是中医学藏象模型的不可能性和一种边界。

第七节　基于数术及命理学的生命体模型——数的图腾

数术及命理学是传统文化中极为重要和主要的组成部分，自古将"山医相卜""堪舆"等学均归为数术范畴，中医学在汉文化中仅仅是数术的一个分支，目前数术之学中被有效传承和官方承认的也只有中医学。中医学之文献浩繁、理论体系完善且多样、实践深刻且形式丰富、疗效确切，科学昌明之后中医学日益显示出其真理的价值。可是在漫长的中华文明发展过程中，数术中的修仙（山）、命理、相学、占卜、风水堪舆都在理论和实践中得到过充分发展，并且被历代官方承认和重视。中医学与数术其他学科虽然各自按照社会的功能定位发展，但是宇宙观、方法论及主流价值观一脉相承，共享阴阳五行及数术理论。

数术为何？数术就是研究和运用数的学术、技术，是中国传统文化中理论数学和应用数学的形态。学者周瀚光[①]论证，中国传统数学在其发展过程中，一直保持着"算术""数术"两条不同路径，既各自独立，又互相融汇合流，其中算术就是我们今天理解的一般意义上的数学，而数术则是传统文化对数的理解和应用。对数的理解一般认为起于"易"，从易经开始数字的奇偶就被赋予阴阳的意义，自然数字的序列被赋予时空的意义。一些重要的数字如"一"则来源于古宇宙观"太一""道"；"二"则起源于"昼夜阴阳"；"三"源于"道生一，一生二，三生万物"，也源于对太阳运行的观察；"四"源于对"四季"的理解；"五"既起始于人手"五指"，也起源于五行（金木水火土五星）；"十二"起源于对木星12年绕日一周的观察。后世数术的发展完全将数字赋予阴阳五行、物象等特殊意义，这些特殊意义又被不断引申附会，用于解释复杂的现实问题。例如，数字本身的加减倍增关系被引申到实际问题的解决中，经络长度、骨度以"三"为基数的定义，运气学说中的五、六，命理学中的十二、六十、四、八，伤寒病中的七，养生和男女生理周期中的七、八，历法中的七、十四，卜算中的一、六、九等。特别是数字与阴阳相对、五行生克制化、音律取象、干支计时等密切结合后，数字在"山医相卜"、堪舆、命理中不断被引申并赋予特殊的意义，也形成了各自复杂的基于数字的数术格局系统、体系，其中的奥秘也就在于对数术的理解和赋意的隐晦逻辑。

正如《四库全书总目提要》术数类《序》云：

术数之兴，多在秦汉以后，要其旨不出乎阴阳五行、生克制化，实皆易之支派，博以杂说耳。物生有象，象生有数，乘除推阐，务究造化之源者，是为数学。星土云物，见于经典，流传妖妄，寖失

---

① 周瀚光．"算术"和"数术"：中国传统数学发展的两条进路［J］．广西民族大学学报（自然科学版），2019，25（3）：8–12.

其真，然不可谓古无其说，是为占候，自是以外，末流猥杂，不可
殚名，史志总概以五行。今参验古书，旁稽近法，析而别之者三，
曰相宅相墓，曰占卜，曰命书相书，并而合之者一，曰阴阳五行。
杂技术之有成书者，亦别为一类附焉。中惟数学一家为易外别传，
不切事而犹近理，其余则皆百伪一真，递相煽动，必谓古无是说，
亦无是理，固儒者之迂谈。必谓今之术士能得其传，亦世俗之惑志，
徒以冀福畏祸。今古同情，趋避之念一萌，方技者流各乘其隙以中
之，故悠谬之谈，弥变弥伙耳。然众志所趋，虽圣人有所弗能禁。
其可通者存其理，其不可通者姑存其说可也。

在中医学中，数术也是一个非常底层的理论框架。生理方面：
人体逐月生成过程、人体的脏腑经络构成、人体的发育过程、各种
生理周期、气息脉搏次数、三阴三阳分类等；病因病理方面：五运
六气、七损八益、七情六欲、三因制宜、伤寒病七天周期、六经传
变、病机格局等；治疗方面：方剂大小奇偶、十剂、组方格局、药
物采制的时间及炮制次数、疾病治疗康复的时间量、针灸手法中的
施针次数、按摩的施术量等。这些方面数术都充分融合，或作为理
论的框架或作为实际情况的量化刻画，有虚有实。

中国古代命理学的基本原理就是基于天人合一的宇宙观，以个
人的出生年月日时（四柱八字）的数值为起点，通过阴阳五行和数
术取象直观配对，分析这些数值的静态和动态生克制化格局内涵。
而命理学的底层逻辑则是反过来的，是个人的命运际遇的实际经验
在四柱八字中的数术解释。命理学发轫于东汉，定型于唐宋，成熟
于明清。命理学走向成熟的标志性事件就是明代进士万民英集明前
历代的命理学成果编著的《三命通会》。下面简要分析一下《三命
通会》的数术运用，一窥命理学的理论和文化内涵。

《三命通会》卷帙浩繁，内容先后包括六十甲子纳音取象、十
神、格局、扶抑用神，这些范畴是长期以来形成的病理学理论框架，

万氏的贡献在于博采各家、厘清范畴内涵和发展脉络，并根据实践经验去粗取精，合理组合这些范畴形成命理学的相对完备的理论和技术体系。其中的六十甲子纳音取象就是完全按照音律理论，根据五音的听觉形象（古乐有黄钟、大吕、太簇、夹钟、姑洗、仲吕、蕤宾、林钟、夷则、南吕、无射、应钟十二律，每律有宫、商、角、徵、羽五音，共六十律），将五行金木水火土的程度和性质因八字中年柱不同而划分为到六十律中，并按照"同类娶妻，隔八生子，律吕相生之法"比赋出五行的形象。例如"甲子乙丑海中金"就是指在甲子和乙丑年出生的是金命，而且这种金是潜藏于深海之中的金，其意象立见。"十神"则是以出生日期（日干）的干支五行与其他各干支的关系而确定出"比肩、劫财、食神、伤官、偏财、正财、七杀、正官、偏印、正印"十个专有概念，用于预测"日干"的吉凶祸福。月干、时干类同。

另外，命理学还有一个比较有意义的内容就是"格局"。根据八字的组合规律，在纯粹数学上形成的八字组合数量是一个天文数字，而根据实际经验将常见的、典型的、应验较多的八字组合列出来就形成了"格局"。命理学初期的"格局"有100多个，徐子平将其精简为36个，万氏则在子平的基础上将其精简为6个正格，其余为辅助。格局其实就类似于中医学中的"证"，不过中医学走的是"藏象"路径而命理学走的是"五行生克制化"路径。

命理学直接体现我国古代世俗社会的生命观和价值观。从命理学理论中的生辰八字、阴阳五行、甲子纳音可以看到传统文化中天人合一的唯物宇宙观，万事万物的因果蕴含在宇宙的时空演进之中。命可知，就是可知论，知命就能以更为积极的人生态度完成人生使命，正如孔子"不知命，无以为君子也"。命理学的实践导向是"中庸""中和"，讲求命中阴阳五行的平衡，而不是偏向某一极端。命理学中的"十神"主要反映了古代的宗族家庭关系和"学而优则仕"的官本位世俗价值观。当然命理学的世俗价值观消极意义也十分明显：明显的实用主义倾向、趋利避害而缺乏维护理性的精神。

显然，古代命理学所倡导的"天人合一"的唯物宇宙观，以及这个观念所导向的从自然规律中探索人生意义的生命观与中医学的医学生命观一致，这一点与现代医学从自然物理化学规律探寻生命规律的观念也是完全一致的。但是，古代命理学具有深刻的"官本位"世俗价值观烙印，这是否足以支撑今日之价值追求仍存在很大的疑问！

综上所述，站在历史的角度上，中医学其实一直都在数术的框架中探索自己所理解的生命模型，不断推动理论的成熟和发展。但是，数术这个系统在中医学的实践中最终也没有能够支撑起中医学的世界观和价值观，只具有工具意义。古代命理学的生命观与中医学一致，也与现代医学一致，可以支撑中医学在这个方向上的现代发展，但是古代命理学的价值观似乎难以支撑中医学的现代价值意义。

从科学发生的原理来看，科学过程就是一个从"归纳"到"演绎"的往复试错的过程。中国的数术完全符合这个过程，中医学、命理学同样如此，这是一切实际的学科发生发展的真实底层逻辑和机制。不管是命理学还是中医学，知识的来源一定是经验现象的归纳，而实践的过程则是演绎的。现代科学也是一样的，范畴、概念、名词可以理解为数，术则是这些范畴、概念、名词秩序的理论解释，术本身是极大的想象力、洞察力和顿悟，数术是对现象的综合描述。传统数术发生与现代科学理论还有一个很大的不同，那就是数术理论主要是在天人合一的基本观念基础上发生的，术者是在长期、努力、深刻的体会和沉思自然物候与人的生命静态、动态的息息相关、共时脉动的关系中认识生命的。任何生命现象都不是偶然的，它们自身与环境条件同时出现，本身就体现了存在的必然性和条件性，一定的自然社会生命事件同时出现绝非偶然，它们是宇宙天地生成演化的必然。所以，八字作为命理学的操作起点，同时出现的症候群则作为辨证论治的起点，可以说数术思想正是以必然的方法解决偶然现象的方法。而现代科学则主要在心物二元的框架下，将生命作为客体、意识作为主体，一般的科学方法均排斥偶然性、否定偶然性，概率方法就是因此而发明，希望站在上帝视角上冷静观察认识生命。

因此，数术也罢、命理学也罢、中医学也罢，它们在各自领域发现的事实、现象、格局都是客观存在的，而对这些事实现象什么样的解释是正确的才是问题的关键。按照现代逻辑，解释的前提和结论都必须是真值，数术引申推演比赋其具体内容一定不为真，例如肺一定不是金属的、中医的肺也不完全是实体的肺，但是"理"或"关系"是真值，"金"的属性可以准确刻画一定的生命事件过程中的趋势。这就最终将问题落在"理"或"关系"的落实和解释上，它们具体或是落实在空间实体，或是薛定谔所说的"秩序""负熵""信息"上，或是落实在数术上，这成为中医现代化的三条可见路径。

所以，传统数术、命理学及中医学实际上都难以提供一种可能高于现代医学的生命模型，理想生命模型的构建从根本上来说受限于世界观和价值观的发展和突破。笔者理解的生命模型不过是基于生命现象的生命情感整体约束下的空间实体的流变过程。

第八节　基于生命现象生命模型的可能性——把握偶然性

模型法主要是基于已有的局部经验加上想象来过滤捕猎知识的方法，这种方法是很有用的，渔网一定具有捕获鱼的可能性，捕到鱼说明肯定有鱼存在，但是捕不到鱼也不能说明鱼不存在，鱼的存在是个"量子状态"。任何实践者能做的就是不停地改进和选择合适的渔网以取得渔获，解决生存问题。中医学的藏象模型和世界各民族的非现代医学均构建了一定的模型，并用实践的证据证明这些模型的实用性，那么有没有更好的模型呢？有没有一种批判的理论推动的实践方式呢？现代科学所赖以发展的核心动力除了科学精神外，就是"形式逻辑"和试错，实际上还有"顿悟"，此外还没有更好的模式。这个模式就是不断构建模型并不断改进模型，并不固定单一模型。

中医学之所以具有生命的工具价值，就是因为中医学在实践中始终保留了医学本身的样子，即对人的从物理到情感的整体关怀，这一点在现代医学中由于技术的异化作用而变得非常稀薄。那么，能不能祛除阴阳五行，纯粹在医学本身中构建一种模型呢？

脱离阴阳五行就是仅仅从生命尤其是人类生命所展现的现象本身来构建模型。人的生命有两大现象，一个是生命有机体的现象，一个是意识现象。生命有机体的现象宏观上有：独立于环境、反应、防御、进食、排泄、生长发育、繁殖、睡眠、运动、性别、疾病、痊愈、生命体的外观、解剖后的样子等现象。人的生命体还有微观现象，这个主要是细胞和分子生物学现象，目前证据说明这些现象主要对人体的空间结构负责，是否对意识负责仍无定论，但是人们也正在试图了解其负责意识的意义。意识现象有：探索、反省、思考、欢乐、悲伤、满足、渴望、平静、征服、惊恐、发怒、感恩、仇恨、付出、依恋、相信、怀疑、饥饿感、饱腹感、性欲、焦虑、抑郁、烦躁等。这些现象就是生命本身，生命的意义一定蕴含在这些现象中，生命运行的状况也蕴含在这些现象中。

那么现在面临的问题就是：①如何将生命有机体和生命意识统一起来；②以上这些是个静态画面，如何将这一帧帧静态画面按照某种秩序连缀起来才能还原生命的本来面貌；③如何将空间实体的"固体"变成"流体"而理解流体的流动模式和秩序。如果可以实现，起码可以做到还原个体的生命面貌，进而理解个体的生命遭遇的意义，进而解答个体生命的意义。

现在分别从构成论和生成论两个角度来考虑这几个问题。在构成论中，生命模型应该是由生命现象构成的，显然除了生命体的空间实体外，生命的运动现象和意识现象并不能通过构成论来解释。例如我们不能说是什么构成了生殖、防御、悲伤、思考……即使是生命体的外观，如果不对秩序进行规定，也难以用空间实体构成来解释。在生成论中，空间实体是被看成无固定形态的流体，空间实体的性质并不被理解，而可以用"气"这种表示事物态势的属性来解释。那么生命的有机体现象不再是确定不变的，而是"气"的流动产生的，意识同样是一定功能属性的气流动而产生的，健康与疾病也是气流动的过程和状态，整个生命模型的刻画就是对不同属性的"气"的刻画。但是生成论面临一个重要的问题就是不同"气"的界定和相应范畴体系的建立。似乎中医学就是生成论的良好模型，然而中医学的阴阳五行和藏象理论仍然不能细致、准确刻画具体的"气"，例如李东垣分明发现"气虚发热"这种病机，不但没有准确的概念来定义之，而且无法进一步细化量化分析"气虚发热"，病因病机解释上外感内伤在脾胃论中不论临床症状还是处方，其实都难以明确区分。东垣用阴火解释这种特殊的临床现象，可从处方来看则是益气养血、疏风解表、泻火解毒。生成论同样不能解释"气"为什么这样运动的问题，不能解释生命两大现象的意义。

实际上我们仍然不知道生命应该以怎样的秩序组织，生命现象也无法告诉我们秩序。

第九节　生成论下的中医学生命模型
——生命情感的秩序

经过上述章节的分析推理可知，我们现在较为容易理解到中医学的生命模型：中医学阴阳五行藏象模型就是构建了一种基于生成论的人体模型和一种理解生命秩序的"取象比类"的方法，并且通过试错方法建立了调节生命秩序的有效方法。

中医学属于数术范畴的学科，他完整地保存了生成论的思想脉络，而没有受到构成论的根本影响。

生命是自然生成的，是自然过程的一部分，生命的过程根植于自然的生长过程，息息相关地与周遭和历史联系在一起。在生成论的视野下，不论是宇宙观还是进化论假说都认为生命是恒动不羁的动态过程，故万物皆流，但流动是有方向的，生命之流的方向是哪里？终究的答案是未知的，但到目前为止我们所能观察到的生命运动的指向是"情感"，例如蒙培元系统研究论证了中国哲学的主体认为"中国哲学是生成论哲学为基础的情感和心灵哲学"。生成论对生命的终极关怀是情感的关照，生育后代也罢、赡养长辈也罢、饮食男女也罢、医病疗伤也罢、追逐名利也罢、探索未知也罢……最终都是走向生命情感的关怀。这一点是我们理解生命和医学的关键。因此，笔者认可《黄帝内经》的藏象"五神"理论，五脏六腑功能的终点和目的就是"神魂魄意志"的实现。

如何实现生命的目的，在构成论的视野下就是以分子生物学为基础的现代医学，借助物理化学重组生命的机械系统。前面章节的分析已经说明，这种方法面临难以克服的问题就是还原论的形而上学弊端，即使以耗散结构、自组织理论、信息论等为基础的系统科学也难以跨越微观与宏观的鸿沟。因为现代系统论是以还原论为基础的，在生物学上仍难以修复还原论简化掉的时间秩序，而以物理化学秩序代替生命生成的秩序。而且随着研究的深入，生命现象不断被异化、工具化而难以关怀到生命情感本身，生命终究不是物理化学也不是机器。薛定谔在分析生命时，也不禁感叹生命真正需要的是"秩序"而已，但是他也没有说秩序的目的是什么。现代医学并没有给出生命的目的论解释，倒是除了一般的内外妇儿分科外，还建立了精神心理科，这些大的分科下还有很多亚专科，近年来兴起类似于系统论的整合医学，但是始终没有将这些分科整合在生命目的论之下。生命情感目的的实现在现代医学中仍处于边缘。

那么，在生成论的视野下，生命情感目的又如何实现呢？

生成论视野下生命情感是宇宙之"气"激荡过程中的阶段性产物，是历史性的、经验性的。生成论的底层逻辑在于恒动，对恒动的把握"秩序"的重要性远远强于"空间实体"，空间实体是静止的，而秩序是生成过程的模式和趋势，空间实体是离散的，秩序则如理性一般连绵不绝而又不会出现"黑天鹅"悖论，"秩序"是较"空间实体"更为基础的世界图景，秩序是主客交融下的事实本身，不存在理性和感性的分离，在心理学上荣格提出的类似观点是"共时性"。那么，生命情感的实现是生命过程中"气机"特定安排的秩序，这一层次的秩序是更为底层的生命秩序流动生成的结果。对这些底层秩序的理解就构成了中医学的基础理论，中医学对脏腑、经络、腧穴、骨肉、皮部、气血津液的刻画是对生命秩序的刻画，而不是对空间实体的刻画。例如藏象中心、肝、肾、肺等一定是解剖上看到的，但是对其功能的理解则是生命秩序的理解而不是物理化学的理解。生成论目前主要还是一种观念，例如金吾伦《生成论哲学》就较为系统讨论了这一思想，但是中国数术中的医学却通过对生命现象中的生命生成、发展、失调、衰亡过程的秩序转化（相变）的刻画和对应的干预方法的发展，一定程度上落实了生命的生成细节，成为理解生成论的钥匙，这或许就是中医学生命力的根源所在。

对生命过程具体秩序的理解如下。

对生命具体秩序的理解是非常困难的，除了上述生命情感的目的性容易被理解外，目前尚没有开辟出比中医学理论这种方式更完善的理论系统。这中间的底层逻辑就是生命整体运行的不可逆性总体目的性，人们对生命秩序的干预只能是从属于生命过程不可逆总规律的，当然生命的过程并没有完全关闭这种可能性，使得生命秩序在一定的条件下具有有限的可逆性，可以说医学本质上就是在寻找生命秩序的可逆和重塑的可能性。中医学基于阴阳五行生化生命，采用取象比类的方法在生命体外部刻画了生命发生、生长、健康和疾病的秩序，尽管这是一种诠释而不是完满的解释，但是这种境界和视野对纠正构成论对生命的异化制约有积极的作用。

关于这一点，生命构成论以逆向解构对抗"气"激荡的宇宙生成趋势，通过释放宇宙自身的力量强迫现实流向的逆转；中医学主观上以顺从生命生成的流向为基础，试图通过引导气的流向实现对生命秩序异常流向的逆转，这一点也不同于道家主观上脱离生命的生成秩序而成仙。这里强调"主观"，底层逻辑在于"取象比类"的具体实践方法虽然可以部分消除不确定性，但是由于"此象"与"彼象"的秩序对应不但在时空上难以同步，而且更不是人感知的"神色形态"所决定的。实践中，中医学最终还是要回到"试错"和"归纳"的现代科学方法中，要减少"试错"的成本和次数有必要精确刻画"秩序"本身，在数术中为"格局"，在中医学中为"证"。这种刻画是整体性的，有多种进路：空间实体进路、生命现象学进路、取象比类进路等，这中间的关键是如何有效理解"相变"也就是"秩序转化"并贯穿之。在中医学中就是证的转归规律，例如《伤寒论》六经传变就刻画了外感寒邪的相变过程，并着力从人体与自然环境的阴阳凹凸相扣的关系中理解相变的内在原因。所以，最终的难点落实在对"生命秩序"目的性的理解，在生成论视角下就有必要承认"生命情感"这一生命目的性的假设。

生成论的生命模型是面向生命情感的、"气"运行生化的特殊过程，这个过程通过遗传、代谢、防御、通信、演化等秩序的生成维持，感应则将生命秩序和外界秩序联系起来。中医学的发展就是对生命秩序理解的发展，单纯的空间实体的落实是不够的，也不是主要的。不可否认，我们目前在构成论下对空间实体的理解十分深刻，正是这些不同层次空间实体秩序的理解和释放使得现代科技得到深刻的发展，以至于异化了关怀生命情感的初衷，而对秩序的理解却不足。尽管"秩序"具有深刻的构成论印迹，无论是空间实体的静态秩序还是动态顺序，都是主客二元论的视角，但是并不妨碍我们对事物运行不同"状态"、各种"气"有感同身受的理解，而且这种理解是对象与意识同步的。那么，各种"气"就是生命现象的真实刻画，是客观真值，而且这种刻画是超越空间实体的，是对生命秩序的理解，这才是问题的关键。例如脾一定不是泥土，中医的脾也不完全是实体的肝脏、胰脏甚至脾脏，但是"理"或"关系"是真值，"土"的属性可以准确刻画一定的生命事件过程中的趋势。那么，如果脱离空间实体能不能刻画这种客观实在？

中医学最大程度做到了这一点，数术方法对临床医学现象的解释就一直在做这件事情，并且解决了"异病同治，同病异治"这种在时空上高度个体化的问题。但是有三个问题：一个是秩序的空间实体依赖问题，一个是"词汇"问题，一个是证伪问题，必须得到有效解决。

秩序对空间实体的依赖问题。如果坚持一种彻底的生成论观点，还是要把"以太"从历史中拉回来作为"气运行的背景"，一切空间实体都是"气"激荡过程中"气"的运动差速导致的，不同的粒子、原子、分子、蛋白质、细胞、组织、器官、人体等都是"气"运动的相对速度差引起的，空间实体性质的物理化学刻画实际上就是对秩序的刻画，而秩序的本质就是气的相对运动速度差。那么，不同层级之间的相变从而产生出新的秩序，这相与相之间是构成观还是生成观的？例如基本粒子生成的原子还是构成的原子？细胞构成的组织还是生成的组织？构成易于理解，生成怎么理解？生成的理解就需要从生命的目的性整体约束来理解，是生命情感的生命目的约束导致不同的粒子、原子、分子、蛋白质、细胞、组织、器官、人体等的生成，这是一种自然约束力，是这些生命现象的最终解释。采取一定的方法认识这些生命现象，有助于理解生命情感的目的性约束力的实现方式，但是这些现象不是生命的客观目的。因此，空间实体是秩序的实现方式，空间实体是秩序的一种描述方式，不采用这种方式就需要采用取象比类的方式，这就自然引出"词汇"问题。

"词汇"问题。生命秩序是复杂的，人体本身的各种生理病理现象及与环境的各种交互现象都需要客观、正确、准确地刻画和描述。这势必需要大量的词汇和概念，也需要各种准确描述格局的数学形式。中医学传统这方面的词汇的确显得比较贫乏，数术模型也就是周易64卦、天干地支、纳音甲子、五行嵌套、阴阳三分、脏腑功能、内外病因等，这对于人体复杂微妙的生命现象的描述来说是不够的，也是不精确的。另外，对生命现象空间实体理解不足也导致中医学和生命现象词汇的缺乏。生命秩序的精确刻画离不开空间实体，但是核心是空间实体的动态演化相变规则才是秩序本身。因此，将目前已经发展的关于生命现象空间实体的认识放进基于生成论的生命模型下理解其生命意义，有助于发展基于生成论生命模型的概念体系。这一点在中医学上就是中医学如何消化现代分子生物学所理解的关于生命的秩序，而不是反其道而行之，用结构论消化生成论。

证伪问题。中医学已经发展了许多生命现象的具体模型，这些模型很有用，许多基于证实的方法已经应验，但是缺乏证伪验证。纯理性下，在生成论视域下不存在偶然性，但实际上生成论也只是一个视角，不具有证伪性，宇宙是生成的还是构成的无法证伪，但都可以有验证实。尽管如此，中医学中各种理论的证伪包括如下几个方面：药物固定与疾病相对固定对应关系易于证伪，也是目前容易做到的；辨证论治与疾病的动态对应关系由于评价的困难不易于证伪，这还涉及多重实现的问题；诊断解释可以实现证伪，但涉及多因素的模式刻画问题，这就类似一个不断变化的化学药物的分子，不同的构象表达不同的意义。其中的关键意义在于证伪的对象不是空间实体而是"秩序"，也就是通过空间实体的时空变化来刻画的。任何没有在时空两个维度上刻画秩序，并在生命目的性的视角下解释的科学研究都不是生成论的科学研究，也不符合中医学的基本要求。

第十节　生成论生命模型中秩序的连接——感应

在生成论视野下，秩序既是节点事件又是整体目的性的展现，秩序的本质连接是"气"，而秩序连接的表达形式则是感应，感应很好地刻画了万事万物的连接和因果机制。

一、感应现象的直观描述

讲到感应这个概念，颇有几分神秘，因为在直观上、宏观上、牛顿力学的角度上，感应就是指不通过直接"接触"（不可分实体的连接）而产生影响和作用，或者所认为的"超距作用"。这样的情景的确让人匪夷所思！然而这一点在认识上却是绝对时空观和心物二元论的立场上的，是以强调事物对抗的、区别的思维为进路的。中医学中一直就有感应一说，并且一直认为感应是万事万物联系的根本方式、基本方式，事物间的作用绝不是一定通过可感知的接触才能产生相互作用，例如中医学的外感病因说、七情致病说，解释自然现象的天地交感、天人相应、五运六气之五行与气象人体相关，解释人体生理的气机学说、五脏相关学说等等，这些认识都是基于感应的。中医学对感应的理解完全是站在物我一体、心物同一、时空一体的一元论角度上进行的。

为什么会这样理解呢？仔细思考感官世界，我们就可以理解古人为什么这样思考了。感官世界中的联系方式不外乎分为两种：一种是直接接触的作用，例如致密物体之间的直接作用、阳光照耀、空气流动形成的风的吹拂；一种是非直接接触的作用，例如磁场作用、电场作用、引力、强核力、弱核力、情绪传递、预感和心灵感应甚至梦境的预知力、人与人的缘分等。实际上，在这个感官世界我们很难认为只有直接接触才能发生作用和关系，即使出现了真实的物理直接接触，从物理学的角度来说物体间就真正接触了吗？不要忘记对于电子原子核的周围的虚空如同太阳之于八大行星一般！物质进一步发生化学反应，核反应本质上仍是电荷、亚原子的非接触式势能转化的结果。因此，本质上来讲，物质真正的联系很难用直接接触来解释，或者说从空间比例的角度上，事物间的作用实际上是非接触式的，事物是通过绵延的力联系在一起的，这就是感应现象的直观描述。

二、感应与力之一

上述对感应的理解只是个描述性理解，并没有理解其本质。要理解感应的本质则必须转变直观视角，消灭虚空的概念和认知，深刻认识到世界实际上没有虚空存在，我们总是处于实际的、特定的关系状态中，犹如浸淫在水中的水草一般，在现代物理学上虽然否定了以太这种充斥虚空的物质的存在，但仍然出现了相对论的时空观，用来解释虚空不虚的现实。因此，感应在本质上就是事物普遍的、一般的、绝对的，也是根本的联系方式，而我们要理解感应为何物，则必须构建感应的相对概念，那就是直接接触的内涵，前面的分析可以看到对感应的理解其实是消解了直接接触，那么现在又要转换回来以理解感应本身，这的确是个很大的悖论！

事物间的相互作用到底有没有接触？

"有生于无""道可道，非常道""名可名，非常名"可能就是通过深思熟虑认识到感应这个世界本源的，世间万物联系接触是客观的，不论有形无形他们就是处于联系中、处于感应中，这是主观与客观同一和统一的根本所在。例如混沌，无序产生有序，有序产生无序，阴阳相依不但是形而上学的而且是现实的、物理的，这也是"分形理论"给我们的启示。一切产生的根本都是感应，感应就是联系本身，感应就是无也是有，感应就是因、就是缘！感应的表浅是可感知的，感应的里是潜在的，总之就是联系！正是基于这样的理解，我认为感应是客观的、现实的、物理的存在，东方的古人将事物的联系称为感应，西方古人则称为力，近现代物理学将已发现的力分为电磁力、引力、强核力、弱核力四种基本作用力，并继续致力于发现新的力。

那么具体来讲，力与感应应该怎样区分和理解呢？

牛顿真正将直观经验与数学结合精确定义了力。在此之前人们只有一般的、直观的理解，而且是整体的、真实的、详细全面的、潜在的理解。这一点在中国传统思维中可见一斑，我们用感应来理解事物的作用和联系，"不见其事，但见其功"。我们虽然理解这个问题，但是它很大程度上是潜在的，不是显化的，因此，不论是在思想上还是在实践中，都缺乏显在的可操作性。

那么，回到牛顿关于力的定义——导致惯性系物体产生加速度的度量，即是一定质量的物体在单位时间内发生一定位移的能力，也就是力＝质量×速度。可见力是由质量、速度来定义的，那么质量是什么？速度是什么？先来看速度，这个简单一些，速度就是单位时间的位移，我们可以确定这里时间和位移的界定首先是客观的、真实的，但是对它们的感性理解和把握必须基于人为参照物进行界定。时间的参照在直观上就是昼夜和季节，当然后来才有了其他一些层次的界定；长度的界定在直观上则是男子前臂的长度，后来则是有了光波的定义。现在来看一下质量，对于质量，牛顿的定义是物质的量，即单位体积物质的量，这里单位体积可以通过前述的长度来确定，剩下就是物质的量了，这个在直观上主要是通过重量来确定的，但是牛顿的理解是与重量无关的，就是密度×体积，而密度又是质量÷体积，这种循环论证其实并没有真正定义质量。这是牛顿的问题，后世物理学的发展定义了自然界的四种基本力即引力、电磁力、强核力、弱核力，我们将其理解为感应的现象。

三、感应与力之二

通过之前的分析可以看出，感应就是世界的本源的一种方式，既是万事万物生成联系的内在本源，也是万事万物本身。这是个结论，这个结论的得出主要是根据两点，一个是假设除去一切已知，完全站在婴儿的视角理解世界而感知到的实况；一个是根据目前物理学、复杂系统科学的新进展。

以婴儿的知觉感知世界的本源，成立的基础假设有两个：一个是万物反应的基本属性上的，一切有生命无生命的事物状态都具有反应的特性，没有反应就无所谓存在，就没有任何痕迹可寻，这是世界可知性的基础；一个是人类的感知的发生正是因为事物反应构建了一个特定的生命系统，这个生命系统的特征就是除了反应外还可以对反应进行二次反应和多次迭代，形成反思，也就形成了意识和记忆。这两个方面是人类文明发展的基础，也是我们现在能够这样思考的根源。

目前物理学进展主要的阶段和脉络如下：

一个是完全的神学和哲学臆测阶段，如亚里士多德阶段在思维上为后续的物理学做了思想上的训练和准备，由于不尚实证，我认为其处于前科学阶段，如同中医学的状态一样，其中许多理解是天才般的，而且至今指导着科学和人文的发展。

一个是伽利略牛顿力学阶段，这个阶段最主要的特征就是在前期哲学和约定俗成的整体经验基础上，构建了假设的思维基础，并确立了实证研究方法，其最为重要的贡献就是描述了宏观力学现象，描述了引力（吸引力）的现象和部分作用规则，并通过实证方法得到了部分诠释。但是不足之处在于对力的本质是什么仍是未知的，如前述牛顿对力的定义中质量、时间和空间的循环论证，最终只能诉诸神或约定俗成的经验。

一个是电磁力的发现和描述，这一点集大成者是麦克斯韦，电磁理论的发展标志着对机械作用力常识观念的打破，提示非物理接触发生作用的现实性和客观性。也是对排斥力的重要描述，正是排斥力的存在使磁电转化被深刻理解。这在哲学上是显而易见的，有引力必有斥力。

一个是爱因斯坦相对论的提出，这几乎被认为是 20 世纪以来单个人类智力的极限。相对论本质上是将引力和斥力统一了起来，引力和斥力的共同根源在于光速不变，光速恒定的根本在于物质的连续性和绝对真空（以太）的不存在，也就是世界本来是没有量纲的、无标度的，一切事件的定义必须基于约定俗成的参照或参考系才能量化描述，进而显化。例如我们所理解的时间和空间概念实际上是没有确切量纲的，时间的秒、空间的米、质量的千克这些量纲和标度本质上都是相对的，也就是是相对量。这个理论非常重要，爱因斯坦将引力和斥力的无标度关系与时空的无标度关系整合，获得了相对标度，进而获得了实证研究的证实，强烈地告诉我们真空不空、物我一体的世界本质。

一个是量子力学的发展。量子力学对世界观的主要启示有以下几点。首先，爱因斯坦提出了光量子并被实验证实，之后光量子又告诉我们光子的微观传递是粒子性的，也就是能量是不连续的，是一份一份分发的，但是这些能量包之间的存在仍然未知。量子力学给我们最主要的世界观就是在微观层次上物质运动具有波粒二象性和不确定性，因此，世界本身是动态不羁的，物质本性是连续与分割的辩证状态，这是宏观力学与微观力学在人类认知上逻辑演进的认识过程，潜台词仍然可以基于感应的连续性运动产生量子性的猜想来解释，因为量子力学本身就是刻画微观世界最基本单位的理论，至于这个最基本单位本身实证研究提示可能是一切物质粒子性的度量，小到夸克也是如此具有波粒二象性的特征。正所谓"量者，测量也"。量子力学的发展进一步强化了物我一体的世界本质认识，进一步打破了牛顿的"容器"隐喻的绝对时空观。我们古人早已天才般理解到"感应"和"道",这是万物的基本起源,感应的激荡显化为微观世界的波粒二象性,而本质上不过是事物联系和存在的状态,而难以言明的就在于量子世界的测不准现象,我们人类的认知只能一次显化理解或动或静一方面的属性,而全然的理解动静很大程度上存在于混沌的知觉中。

即使后期尚无实验证据的弦和超弦理论也完全可以置于感应及其激荡的理解中。至此,我们可以有一个较为肯定的理解,即感应贯穿于世界,也可以理解为道,万物演化均源于此。当然,我们必须非常清醒,这样的理解是人类认识世界的最直观、最直觉的层次,当年牛顿正是基于这种直觉来构建物理学,后世相对论、量子力学、弦理论虽然超越了牛顿,但是这只是实证研究的范畴中的事情,从世界观的假设来讲,它们都是一样的,研究的根本仍然是力,是感应,是世界联系存在的问题。直至今日这个问题还没有根本性解决,在实证上不知感应为何物。可见,中医学的世界观所欠缺的不是对世界本源的认识,而是坚实显化的实证。

实证的根源不是绝对的实物,而是动静相随的世界状态,而实证的显化的根源是约定俗成的假设和猜测以建立的公认的标准和量纲尺度,并在形式逻辑的规则下进行基于实践的理论推演获得的。正是这些相对的尺度使世界的一些面目得以彰显,成就了现代文明。由爱因斯坦的贡献可知相对尺度量纲不是主观的臆测,而是客观的世界本身,这也可以理解古今中外在宏观上所建立度量衡的现实选择不是纯主观的,而实际上是客观的。可想,没有这些尺度量纲,人类仍将在混沌中摸索,毫不夸张地说,中医学仍处于这种混沌状态之中。来路如何,后面分析一下复杂系统就可见一斑。

一个是基于热力学为基础的复杂系统论的发展。随着20世纪中叶以来,牛顿解决了宏观的力学问题,爱因斯坦解决了宇观力学问题,海森堡和薛定谔等解决了亚原子微观力学问题,同时也带给世界观巨大的改变。客观来看,这些问题的一个特点就是基本和简洁,处理因素主要来说就是事物的动静两个基本方面，而对于这两个方面同时存在的现象描述还缺乏同一的理论系统来解释，这是物理学的前进方向。基于这些基本问题的解决，人们真正面对的是微观和线性向宏观和非线性跨越的鸿沟、理想简单系统向现实复杂世界的跨越。原有的还原论方法越来越不适于处理复杂系统，尽管这些复杂系统的微观机制是简单的线性机制，但问题的关键在于线性系统是理想化的，线性系统经过迭代发展最终导致的是非线性的结果，确定性完全可以导出不确定结果。例如还原论的线性研究方法对两个因素的简单系统非常有效，它通过控制一个因素就可以明确另一个因素的变化，而现实是多因素的、复杂联系互动的、不确定的、不可逆的，这种研究方法由于忽略了事物的联动整体性和时间的不可逆性，对于复杂真实世界的原貌还原论力不从心。其实在亚原子微观系统还原论也是不完全适用的，这是导致量子理论中将粒子行为不能还原为简单的位置和速度时产生不确定性的重要原因，非线性情况不但存在于宏观复杂系统，同样适用于微观复杂系统，最终复杂系统科学应运而生。

复杂系统科学理论中，"老三论"一般系统论、控制论、信息论，"新三论"即非平衡系统的自组织理论，如耗散结构理论、协同学、突变论、混沌学、分形理论、非线性自组织理论、复杂适应系统理论以及开放巨系统理论。这些理论是人类实践和认识发展的结果，也是理论认识和实践从单纯还原论的简单理想回归复杂真实世界的客观需要。从哲学层面来讲，任何系统都是复杂的，线性结果实际上是更低层次复杂系统的涌现结果，复杂的现实系统在更高层次上也是线性的，因此，确定性和偶然性、线性和非线性、简单性和复杂性、还原论与整体论是辩证的关系，它们辩证的存在于现实的一切事物中，也是万事万物的本性。复杂系统理论这个世界观是一个似乎陈旧而又新颖的世界观，强调整体与局部、动态与静态的辩证依存关系。这再次告诉我们感应作为万物之源，感应激荡产生了简单的和复杂的系统，但是感应从未远离我们，而是时时刻刻与我们夕夕相伴、息息相关。

那么我们面对中医学的理论系统，就不能执于单纯的整体论，仅仅在道、气、天人、阴阳五行的升降出入、生克乘侮这样的整体层次上通过直觉、感悟的方式把握生命和疾病的现象和过程。这样做固然简化、易于操作，但是代价就是概念和词汇缺乏，尤其是一些天才般的直觉经验难以有效传承和发展，例如三氧化二砷治疗肿瘤的经验就没有形成对应的理论，也没有在中医学中得到进一步的发展，这也进一步阻碍了中医理论的深化和发展。

在感应世界观的基础上，尊重我们的整体、辩证、直觉和天才顿悟，理解生物化学为基础的生命过程的描述，理解可测不可见的电磁生命特征的描述，理解动态和生态化的生命的理解，只有这样我们才能获得足够多的资料来发挥我们理论的力量，并反过来促进中医学理论的突破和真正意义的发展。

附：牛顿方法论的启示

一、牛顿方法论的启示

牛顿将直观经验与数学结合对力的成功描述和对现代科学技术、世界观、价值观产生的深远影响，给了我们怎样的启示呢？

如果感应是根本，是力，那么中医的路还要重新发现一遍力吗？如何在西方物理进展的基础上前进，而同时保存中医的本质？化学和物理结构层次上不能获得疗效，那么在电磁和其他的力学层次上或某种感应层次上可以获得疗效吗？二者谁主谁次？

很显然，在目前全世界的学术研究方法论都是基于标准、定量和实证的，并且数学在其中具有基础性的作用。这一点毋庸置疑。

目前，一些社会科学采用解释主义的非实证个体化说明分析，以确定特定事件的个体化因果关系，这种方法可以在整体上明晰具体事件的来龙去脉和特定的主客观原因！但是，解释主义最有效的是"地方性知识"的情况，是任何个体事件不能与另一个个体通约的事件，例如特定的民俗在相应群体的作用研究，而对于中医学这样复杂的需要广泛群体一致性可通约性知识的学科来说，解释主义是不够的。我们很清楚中医学学术的研究方法其实主要是基于解释主义的，例如医案研究、师承授受，而缺乏通用理论的研究。如果中医学都按照解释主义来处理，那么通用的理论又从何处产生呢？显然，通用理论或规律的发现必须基于统一标准下的对比才能实现，这就是说，必须引入实证研究，而不能局限于传统上的解释主义。解释主义获得知识的一个个"土豆"，而难以形成逻辑完整的理论体系，这一点不但伤寒论是这样的，刘徽《周髀算经》也是这样的。只有具体的事件，理论蕴含在事件背后并没有拿出来进行显化的研究。

既然在现代的科学理论技术背景下，传统的解释主义并不能提供更为有力的推理思维系统以适应临床的新挑战，尤其是在需要通过主动的实验和试验手段快速获得解决问题的确切知识，检验中医学临床实践中灵感直觉的真实价值的情况下，那么，我们就必须构建实证主义的方法论体系，以在化学、机械物理学、电磁学、量子力学以及感应等多个层次上发现中医理论已发现的生命规律事实，探明这些事实的内涵和外延。我们也必须知道中医学的特点和学术本色在于直觉、顿悟、创造性地抓住复杂事物的本质，并找到解决问题的即时方法，通过人脑的运算将千头万绪的事实理清，而不在于具体操作的是阴阳五行还是分子生物学。因此，通用规律必须通过解释主义的分析后，提取关键事件，最后通过对比实证研究来理清其本质，也就是常说的先定性研究后定量研究。

1. 关于如何定量的问题

首先，我们知道事物的本质理解是基于人与世界作用的过程中实现的，人类本身会对事物关系形成理解和认识，这个理解或清晰或模糊，而用数学语言来讲就是构建了数学方程，能不能写出来、解出来这个方程就成为创造性由潜在转化为显化的关键了。这一步又依赖于数学逻辑思维和操作方式。从这一点可见，中医学理论体系实际上是建立了大量的方程的，从藏象理论、病因病机理论到中药学、方剂学、药病相关、方证相关等方面均建立了数学方程，只是显化的形式缺乏概念的精确定量化。

其次，要构建正确的方程就必须对概念进行定量化，那么怎么才能将概念定量化呢？概念是方程的基本要件，方程的形式就是概念的相互关系描述，而任何一个概念实际上都是有一定量纲的。这里我们就从对时空基本量纲的定义来理解对概念的量化定义。时间直观上是事物运动变化的过程，这是概念，想要将这个理解落实和显化就必须加上一个量纲，古今中外有多种关于时间的量纲规定，如年月日时分秒等等，而共同的根本就是这些量纲的定义都是相对的，必须找到约定俗成的参照物，最初级的是以昼夜和天文周期为基础建立的，后来又以量子力学基于铯原子能级跃迁所对应的辐射周期进行定义。空间在概念上是指具备一定特性的事物间相对位置，如长度的标准最初级的都是按照宏观事物如成年男子上臂的长度定义的，后来按照光在真空中一秒传播的距离来定义。质量是指特定事物本身的含量，质量的标准最初是一定体积的实物，后来定义为一个氢原子。从根本上来讲这些尺度的本质都是相对的量纲，是人类所认知现象的相互对比度量，不是事实本身，这些尺度的单位秒、米、千克的内涵就是人本身的视角和规定而不是上帝的视角和规定。可见，中医学必须基于感应建立中医学理论范围内的量化才可能解出中医学的方程。

2. 定量相对性的启示

如前所述，能不能在感应理论的基础上重构中医学理论体系呢？我们来分析尝试一下。第一个问题感应的本质是什么？对感应的理解是否需要上帝视角，也就是在物理上感应是类似以太的事物吗？
如果是这样，那么感应就应该可以探知，然而以太至今没有被探知
到，因此感应就成为一个完全的形而上学的逻辑起点，具有极大的
神秘性，有可能滑向上帝存在的有神论。但是，现代物理学在这一
点上的处理是存而不论，也是以此为基础以实证主义的方法，退而
在现实中建立力学为中心的研究进路，用可探知的事实进而构建理
论体系。我们也清楚地知道，在理论的起点上牛顿力学体系并没有
真正解决力和质量的本质问题，而是对力的现象进行了数学描述，
之后的相对论和量子力学的研究进路也是对事实现象的描述，也是
站在上帝的视角上来理解力和质量的，也就是他们始终作为力和质
量的局外人来描述这种现象的。他们共同的逻辑起点就是按照"假
象"的尺度来建立标准，构建参考系，并在这些标准的基础上按照
形式逻辑的严密方式推到后续理论的，事实都逐渐在这个标准下彰
显出来，成为可测量的事实。

　　实际上从哲学上讲，现代物理学的逻辑起点和基础只是描述性
的，建立在人类认知极限基础上的、相对的甚至完全主观的，并没
有现象中那么牢固和绝对。因此，在这一点上我们理解感应，也是
难以绝对的，也就如同休谟所说我们看到和感知的只是现象并不是
事物本身，"但见其功，不见其事"，而如果要理解事物本身就必须
采取道家之"道"和"无"，置身于天人一体的婴儿状态混沌一体，
而这又是难以显化的，因为我们失去了参考系。综上，我们理解感
应在根本上就应该是"道"，是维系世界存在的联系，表观上是事物
背后的内在规律，实质上它就是我们这个世界本身，是连续和混沌，
世间万物都是感应震荡的结果，自然演化也罢，人为干预也罢。而
落实到具体问题的处理，就要显化感应的存在，就需要建立相对的
尺度和参考系，对现象进行关系描述进而有限度地把握一定尺度内
的感应，因为现象本身就是感应震荡的结果。正因为如此，实际上
我们对感应的理解可以不需要上帝视角，在根本上我们需要的是

"道"和"混沌",在感应显化过程中我们也不需要绝对,我们只需要相对的标准即可。

通过这样的分析,我们应该清晰地知道感应就是联系、"道"、"混沌",是万物之本,感应的震荡产生阴阳之象,成为我们理解世界的起点,故而《黄帝内经》才把阴阳定义为"天地之道(道路),变化之父母,万物之纲纪"。我们下一步构建中医学的理论体系所需要的就是参考系的确定,这是第二个问题(容纳目前各种已知物质、生命现象和理论的参考系)。第三个问题就是重新梳理构建藏象、病因病机、治疗学、药理学理论体系。

二、力学研究对感应的启示

那么中医学如何在感应这个世界观认识的逻辑起点展开其理论和临床实践呢?

约定俗成是一切科学的逻辑起点,一切科学都必须进行测量,测量就必须建立通行的标准,也就是建立一种参考系,所有的变化都将在这个标准下显示出来。而中医学缺乏这样的严格统一标准,一人一个标准,显然难以确定事件的可比性,理论系统也自然混乱不堪。没有标准化,中医理论就只能师带徒,只能被分割得像珍珠一样分散在不同的时空中,这是中医学的传承特色。

提到感应,世间万物关系的概括,也是万物存在的根本,万物聚散动静都是在感应中发生的,万物关系从方向上来说不外乎相吸相斥,物理学的中心问题不外乎对力的理解,从宏观到微观种种不同层面不外乎是对力的理解,而其根源都是对感应的分类理解。为什么这样理解,做个思想实验,试想我们是原初的婴儿,面对世界我们首先会有一个反思和思考,世界是什么,世界为什么会出现我,这里的潜台词是在问我和世界是怎么联系起来的。那么,很显然我们和世界就是这样无声无息地、绵延地联系着的,这既是现实的也是形而上学的,这既是万物的根本也是我们解开世界本源的唯一启示，别无他途，所以顺着这个思路就发展了物理学。

那么在中医学中，我们由于固有的整体认知路径，并没有进一步具体分析这种联系，没有将这种联系进一步划分为四个基本力，也没有精确区分这种联系聚散形成的各种具体事物的量效关系，尤其是没有按照约定俗成的统一标准来逻辑严密地彰显事物本身，而是仅仅在功能和哲学层面上进行了大体的区分，造成言不达意、词汇缺乏，也阻碍了更为深入的实践和理论的发展。但是，我们清楚地知道感应的存在，而且准确定义了事物变化皆起源于感应，并用感应来概括一切作用和关系，天人相应、感冒邪气、阴阳交感等不一而足。在传统的思维中，中医学正是以感应这种整体思维的视角来观察和理解生命过程的，脏腑气血津液经络、病因病机、方证相关、药证相关无不是在感应之中进行理解的。当然，我们不但正确地认识到同气相求，而且还认识到相反相激，这些都是感应的具体形式。可惜我们没有将感应固化和标准化，进而形成中医学术的精确的通用语，而是各自理解，导致我们不能在较短的时间内构建庞大的、思维内驱动力机制明确的理论体系。反观现代科技就不一样了，从伽利略、牛顿至今，短短几百年的发展，成就有目共睹，几乎成为我们这个时代唯一的信仰，其根本就在于构建了共同的科学通用语和约定俗成的标准，在严格逻辑思维的要求下，一切思想脉络有章可循，理论和实践得以相得益彰。而我们五千年的发展居然落后了，要知道我们对感应的认识是很早以前的事情了。不得不说，我们现在关于世界认识的部分理想是西方现代科技来填充的，我们已经失去这一部分的语言，我们今天发展中医学，现代科技所建立的语言体系和概念体系成为很难绕过的过程。所以回到感应，站在感应的视角上梳理现代科技实践与理论，让这种原初的正确的世界观发挥其应有的作用，正确指引我们对现代生命科学的认识，进而拾回我们错过的东西，才可能谈得上发展中医学，保持中医学的内涵。

三、艺术与感应

在艺术的角度上，感应主要是从主客体的相互作用来理解的，也就是心物作用方式即为感应。艺术本身就是借助于特定的表现媒介整体完整表达主体对客体的认识和理解的，艺术形成的基础就是心物感应。为此瑞士心理学家皮亚杰提出人的认知发展分为三种类型，一为同化，即主体基于既有的知识和认知框架对客体形成的认识意象；一为顺应，即客体超越主体的既有认知而对主体意象进行修订后形成的认识意象；一为平衡，即在主客体同化和顺应的对抗过程中最终在主体形成的意象，达到主体对客体的适应，这是一个动态和发展的过程。心物感应是万物感应的一个现象，也是目前已知的最高级的一种自然现象，更是人类文明发展的根本内驱力之一。

我之所以要通过考虑艺术与感应的关系来理解感应，主要是由于艺术本质上就是意象，意象实现的基本途径就是感知和认识，感知和认识的深刻的内在基础就是万物感应，这一点艺术与科学的认知进路是完全一致的。中医学的基本思维方式就是意向思维，而这一点也是艺术的基本思维思维方式，这不同于科学的逻辑思维方式——以概念为基本单元，忽略概念之外的不精确信息，意向思维就是整体思维和整体观念的研究进路。而意向思维的直接认知进路则是援物取象、取象比类、得意忘象，忘象取意、以意代象。也就是从象获得了思想的内核形成基于象的意义（认识或情感表征）并形成描述性"概念"，之后又会以这种概念为象进一步对新的事物进行取象比类达到新的意象思维，依次一步步得意忘象、得意忘形，拓展认知。因此，艺术就是在这样的思维过程中形成认识和采取绘画、书写、音乐、舞蹈、文学、影视等表现手法将意象展示出来，最终达到的目的则正如李政道所说，"艺术与科学"通过各自的方式殊途同归地达到了对世界真理的把握。科学与艺术本质上都是以人为中心的、是人的行为，而又通过共同的主体对客体的感知途径来获取真知，科学与艺术的主体、目的、根本认知路径都是共同的。

科学与艺术不同之处在于思维方式，科学是逻辑思维、概念思维、简化思维、模型思维、局部思维、精确思维、静态思维，或者说得意不忘形、以形为形、以形论意、以形推意，甚至得形而不知意、得鱼而忘筌。艺术的思维方式则是意象思维，得意忘形。科学与艺术都是人类对世界永恒真理的探索方式，这两种思维方式各有利弊。

意象思维是人对世界的整体认知，是特定个体对其所处世界在认知中形成的完整图景和认识，当然各个主体由于其自身结构和先验经验的不同具有基于主体差异的客观差异。意象思维的整体性导致其内在的准确性、真实性和外在的模糊性的矛盾，也就是说在内部意象是准确、完全、完备、穷尽理解事物的，而在外在表达上则难以精确和准确，不管是什么样的表现手法都无法百分之百展现这种意象，而只能诉诸意会。站在科学思维的角度上就是意象的再现和重复的难度非常大，这个难度不仅在于此情此景的主体个体差异，而且还受限于表达方式、表现方式，例如对王羲之一幅书法作品的再现和重复，在时间、空间、主体意象、书法作品载体、书写工具等各个方面能做到多大程度的再现？我们可以设想，通过电脑程序把王羲之作《兰亭序》的所有情景和要素包括王羲之本人都刻画出来，理论上这是可以实现的，但实际上实现的难度可想而知。但是意象思维的优势不仅在于其整体性和完整性，而且还在于意象思维的流变性，意象思维通过象的变化不断重新构建意象，通过对不同意象的关系的操作在整体上把握事物的本质，如果落在科学上就需要跨学科、跨学界、跨公理体系的复杂处理，而意象思维的处理就会相对简单很多，这也是科学的突破往往是意外的原因所在。但是，意象思维的致命缺陷之处就在于得意忘形、忘象取意、以意代象，最终流变于无何有之乡，法象药理学中的许多不可思议的联系附会让我们对此弊端印象深刻。

由于局限于特定的概念和范畴，科学思维是一种对世界局部的认识，这是科学真理总是相对的根本原因，任何科学真理都在特定的范围中有效，具有可证伪性和不确定性。科学思维的优势就在于逻辑和精确，在已确定的理论范围中具有相对良好的重复性而且可以重复，其代价就是简化，导致外在的准确性和内在的模糊性，很多时候可以说当今科学研究的绝大多数情况下都是正在捡芝麻丢西瓜，这是科学主义在这个时代的代价。

显而易见，科学与艺术共同的极限是人类的认知能力局限，就是认知系统本身的极限。但是，基于实际的可能性，艺术与科学所用的两种思维方式意象思维和科学思维是应该互补的，二者是气血关系，气为血之帅、血为气之母，没有意象思维的引领科学思维终将走进悖论而失去意义，没有科学思维意象思维终将因为得意忘形的流变而如一缕青烟消散在天空中。

正是意象思维或艺术思维打破了形而上学的禁锢，使思维得以飞跃，超越形式逻辑的思维悖论带领科学不断突破从 0 到 1、从 1 到 2、从 2 到 3……的"不可能"，正是意象思维先行发现了"美"，科学才能够将其真正物化。当今的时代科学和艺术正在走向越来越深刻的相互理解，尤其是科学正在不断接近艺术和理解艺术，科学正在不断认识到艺术是科学的母体，艺术也在不断接纳科学这个失落已久的赤子。

在艺术与科学的角度上，中医学就是一种以艺术的思维方式进行科学工作的活动，当今中医药的传统或内涵的本质就在于此。中医学理论不存在科学意义上概念，中医学理论的所谓概念不过是意象而已，要用科学思维进行理解，就必须在科学思维的范畴中重新进行分析和定义，建立科学思维的范式，重新构建反应中医学意象的公理系统，而妄图通过将中医学理论的名词直接作为科学思维的概念来使用和理解中医学必然失败。也就是说，中医现代化、中医科学化有两个途径，一是废医验药，这其实已经不是中医科学化了；

一是寻回中医理论意象的科学诠释。这两个方面，都要放弃意象思维，没有意象思维对中医来说就像一个人没有了双腿，也就再也没有诗和远方了。那么有没有第三条路呢？显然是有的，那就是意象思维与科学思维取长补短，充分发挥二者的"气血关系"，沿着感应的"同化—顺应—平衡"的路线走下去。

第四章 中医学的生理病理学理论

第一节 病理生理现象——关系的属性

病理生理现象是通过四诊方法获得的，这是生命现象进路，是构建中医理论的基础。生理现象与病理现象互为参照，生理现象是指人自身的生长壮老已过程处于稳定平衡和生存维持因素处于相对静止状态，同时指人与自然社会环境处于稳定平衡或免疫适应状态，直观上人在躯体和心理上处于稳定状态而无不适的适应状态。一方面，这些状态从望闻问切获得，确定的一点是这些资料的界定是没有流行病学证据的，是长期以来不同时代和地域医生在把握和操控关系平衡思维指导下实践的共识。另一方面，这些临床现象的内涵和意义由于地域、时间和医生的个体化也存在很大的异质性和个体性。因此，这些资料需要获得更强的标准化，这个标准化必须基于关系世界观本体论的基础上，而不能基于物理本体论，面临的主要挑战是藏象阴阳五行这种关系本体论操作方法如何引入更高效的操作方法。对于发展来说，四诊资料可以延伸到现代影像、病理以及分子生物学资料，如何将这些资料有效整合到生命秩序中，如何理解和解释这些资料的生命稳态关系意义，特别是加入时间维度，是目前中医诊断发展的重要挑战。前面两个挑战是未来研究的重点方向，尤其是第一个挑战必须在哲学上进行详细研究，构建藏象阴阳五行背景下更为具体多样有效明确的关系模型。

四诊资料是多样复杂的，但必须承认任何主观本质上仍然是物理的，也就是以精神意识为主要表现的生命现象，仍是物理世界的表现形式。四诊资料跨越一般语境下的物理和精神二元论，坚持关系本体一元论，也跨越宏观与微观的物理尺度，是事实本身、现象本身，所以四诊资料都是可靠的实在。望闻问切四种方法，望诊可以获得生命视觉现象和行为现象的本体，而且无论观察到的是怎样的现象，狭义上可以有假象的概念，它们都是世界或生命本来的样子，人们可以选择不同的参照维度来理解所谓的本质，如中医学选择阴阳五行形而上学维度来理解，西医学选择分子生物学的物理实体来理解，但观察到的现象就是事实本身。闻诊通过听觉和嗅觉获得刻下的生理病理"形象"。问诊可以获得时间线索。切诊可以获得历史和刻下生理运行的状态，并且可以获得脏腑空间的运行状态信息。切诊获得历史信息主要是通过对刻下信息的异常变化和脏腑层次关系来确定的，例如尺脉无力是肾的病变，肾处于生命系统的最深层次，显然其变化必然与长时间的损害相关。四诊合参则是通过比较和联系，对所有临床现象出现的程度、原因和主次关系作出解释，并为建模准备资料。

起于柏拉图的理性主义，随着笛卡尔还原论思想的流行，尽管康德之后现象学兴盛起落，在现代医学中人们似乎仍不认为医学现象是第一性的，或一般认为任何现象都是表面的、无足轻重的、不可信的，只有物理分子才是本质的。但当问到微观如何向宏观跨越时，数学或计算机建模和预测成为可能的方法。现代系统论的发展说明目前人们正在深刻认识到层次和组织约束、系统目的论重要性的表现，人们不再完全承认基因决定论、分子决定论，而是在复杂事件面前试图承认系统、关系和目的决定论。不得不说承认现象和关系的本体性地位是中医学的优势和高明之处，如果将中医理论置换为分子生物学甚至系统论，那么我们又如何按照中医的方法驾驭临床呢？

第二节 四诊资料——关系的表征

　　四诊资料是通过望闻问切获得的客观临床现象，这些临床现象在尺度上一般理解为宏观，在生物学上也就是肉眼能够看到的现象。而实际上这只是在视觉上的定义，那么在视觉上能够看到的东西就是宏观吗？显然没有这么简单，例如望诊看到的任何内容都是具有神色形态的综合现象，蕴含着至小无内、至大无外的现象本身，特别是望神，这是生命运动的综合外象，如何进行定量化才是值得仔细研究的。目前望诊资料存在测量可能性的物理表现主要是如色泽的种类和强弱、皮肤表面形色异常、肢体肌肉形态大小弹性等物理性质和五官形态等。对于神来说，不但很难说是宏观还是微观尺度的，而且是难以用物理尺度定量的，必须用神所在的维度进行定量。例如眼神、得神、少神、无神、忧郁、欢快、平和、悲伤、焦虑、惊恐、狡猾、诚实、刻薄、宽厚、仁慈、凶恶、轻浮、稳重、犹豫、决断等都可以通过望诊在相当程度上确定，并对诊治疾病起到指导作用，但测量的方法并没有建立起来。

　　望诊获得的主要是视觉信息。任何一个视觉信息如舌质、舌苔的神色形态、神、面部色泽虽然一定有微观物理实体基础，也是宏观物理实体，但是这些现象一方面是对人体整体生命运动的局部表现或整体概括（神），另一方面其医学意义不是物理实体的而是基于生存目的性的关系意义，例如舌红指热而不是舌体微结构及微循环的改变。因此，望诊资料的中医学意义是关系意义，闻诊和问诊的内容也一样，这里不进行详细讨论，下面对脉诊的关系本体论进行分析讨论。

　　脉诊长期以来是个神秘的问题，在古代，医生对脉诊的理解不像现在这么困难和难以接受，医生主要还是将脉诊作为一种技能来掌握，争论主要是对脉象的意义的解释，基本是内部的问题。而今我们对脉诊的理解和争论实际上是外部的，人们很难理解从桡动脉末端一段血管可以窥探人体生命活动的很多内容，而且脉象形态与疾病健康的关系似乎更加匪夷所思，底层的物理实体机制并没有明确，因此有理由相信物理实体的研究一定可以证实脉诊的机制。这里我还是从生命秩序来探讨一下脉诊。

第一，脉象与经络腧穴现象一样是人体整体生命运行的局部反应。整体运动的震荡必然在局部产生感应，也就是整体约束力的局部体现，局部必然包含了整体的所有信息，特别是体表触及的动脉搏动有其桡动脉远端均位于末端循环，对人体生命运动的细微变化均较为敏感，寸关尺三部对应于人体上中下是较为自然的，能不能有效收集这些信息只是一个技术问题。

第二，关于寸口三部九候与脏腑功能的对应在目前的脉诊研究中也有两个主要的分支：一个是传统的藏象关系，即传统的关系脉诊；一个是脉象指示物理病变，例如脉象诊断肿瘤的解剖定位或高血压、糖尿病等内科疾病的物理实体。后者仅仅说明通过脉象可以获得人体不同解剖位置物理病变的信息，证实寸口局部可以反映整体约束力的存在，很难说属于中医学的范畴。前者才是具有中医学意义的，可以被中医学理论直接操作的生命信息。

第三，脉象就是象，具有形神特征，寸关尺对应于上中下三焦和五脏六腑、浮中沉伏反映气血盛衰、二十四脉反映病性是确实的事实。而对脉象之象的理解与望诊、闻诊、问诊一样，应该基于整体关系才能得到逻辑清晰的圆满解释。首先，寸关尺任何一部的脉象、浮中沉伏任何一个层次的脉象本身反映的都是相应脏腑的气血运行状态，这需要割裂脉象相互之间的联系来界定，尽管它们都是密切联系的，出于分析和思考这种简化是必须的。即使这样界定，三部九候每一个脉象信息也是反映的生命整体运行的关系状态，而用体内物理实体解释似乎非常困难。再则脉诊过程中主要可以对这些相对孤立的脉象信息进行综合分析，建立它们的因果联系，最终确定脏腑阴阳气血津液的寒热虚实格局及病因关系，以刻画病局。这些都不需要用到物理实体的机制解释。

通过以上的分析不难理解，四诊资料的本体就是基于生命整体生存目的性的关系表征。

第三节　疾病和健康——一种格局

这个问题是一个关于模型的理论。建模方法是中医学整个实践的基本方法，中医学的每一次临床实践都是在构建模型，而处方则是相应理论模型的载体和表达形式，并且中医处方是一个严密有机的关系组合，药物对应的是症状、处方对应的是症状组合的阴阳脏腑气血津液病因之间的关系模型，而不是局部微观物理实体。目前的挑战在于这种建模方法的理论把握实际的效能边界（关系本体论和关系方法论的主体）以及处方表达模型能力（合适的药物和非药物手段）的确定。

基于生命秩序，疾病和健康都是模型或格局，这种模型不仅是人自身及人与环境的适应耐受状态，也受到价值观的束缚。在天人相应的系统目的性约束背景下，疾病和健康相互依存，具有广义的因果关系，疾病是健康的原因，健康也是疾病的原因。但是生病或健康的具体原因是复杂的，由于疾病和健康都是一种关系模式，因此这些具体原因也是复杂的，常常出现一果多因、一因多果，一果一因反而是特例。这是非常符合临床实际的，一个原因通常导致多个结果，并且这些结果不只是躯体的也是心理的，因为一个原因作用的是一个复杂、有机、开放、目的约束的系统。同时原因的作用具有时效性等复杂机制，一些原因是一过性的、一些原因是持续的、还有一些原因是条件依赖的。同样，许多临床结果都是多种原因所导致的，无论物理上有多少原因，但是时间过程始终是一个不容忽视的原因。

所以，中医学关于疾病和健康的建模是综合考虑自然、社会和时间多维度因素的多维模型，任何疾病在中医学中都包含多证型和多模块，挑战在于这些模块的因果和过渡关系在目前的理论中不够明确，证型之间的相变缺乏具体或特定"气"的辩护。特别是在基于西医物理实体为疾病诊断的模式下进行中医辨证分型，由于缺乏中医理论对疾病内涵的定义和认识，西医的疾病诊断缺乏在中医学关系本体论内部形成关系模式和病机链，中医实际上没有真正认识这种疾病。所以，已知的疾病和健康模式如何在中医学关系本体论内部得到认识是疾病和健康面临的又一个本体论问题。这个问题将在后面治疗学问题中进行详细论证。

第四节 病因病机理论——秩序的方式

中医学的病因理论包括外感六淫、内伤七情、内生五邪、不内外因，这无疑是一种对宏观现象的形而上学。这个理论本身具有很强的概括性，很难提出除此外的病因名词，新发展的病因均可被归入现有的病因理论中。客观讲，中医学的病因理论实际上不是真实的物理病因，而是人体的反应性临床现象，例如寒邪被认为是最广泛的和常见的致病因素，这也的确是一种物理病因，但是对寒邪的判定完全取决于人体的反应性临床现象。中医学的这种病因观本身就是关系本体论，而不是物理。

人体的临床现象虽然复杂而宏观分类是十分有限的，但不能草率认为宏观病因不可靠，因为中医学的宏观病因理论是目前能够不依赖任何微观检查就实现临床操控的有效方式；也不能因为病因理论简单易于操作就认为这种方法没有价值，要知道中医的病因理论是基于关系本体论的真实世界。这些病因从根本上讲仍然是关系本体，例如风邪取风象，而实质上是提供了人体的反应性表现，不但体现了人与自然的关系，也体现了人自身内部的关系变化，其微观物理实体不但是多样的，而且同一物理实体也可以参与不同的风象，问题的核心在于"风象"而不是物理实体，因为中医可以直接处理风象而难以处理物理实体。

病机理论主要是基于天人关系、社会与人的阴阳五行关系解释不同的病因导致的疾病发生、发展转归的机制。首先天人关系主要指自然气候昼夜饮食与人体的关系，社会与人体的关系主要体现为职业和社会关系导致的精神心理因素、起居因素对人体产生的影响。其中天人关系的重点要明确，在医学活动中自然与人最主要是对立的，人体只有与环境保持对立关系才能维持自身的稳定，如寒邪伤害人体的转归过程、自然昼热夜寒人体则昼寒夜热、饮食偏嗜、春夏养阳秋冬养阴等。虽然《四气调神大论》主要强调了调养心神与四时万物生长化收藏趋势的一致性，但是这里讲的是万物，即动植物，人也是其中的一种，其实动植物与天时气象环境也是相对立的。理解六淫病机必须明白这一点，而不是想象的人与环境的统一性等同于统一性，人与环境的统一性应该理解为人与环境的凹凸相扣、人体源于环境、环境通过制约塑造促进人体内部关系平衡稳定。社会关系主要关注社会规范、运行方式对人的起居行为、劳动方式、饮食行为和心理的作用，当然社会与人主要也是对抗关系，与自然环境一样社会与人的对抗过程中从人体本身趋向性相反的方向促进人体的平衡和存在，因此，要重视负性因素的积极作用。

另外必须明确对立不等于对抗，阴阳对立、寒热对立、虚实对立、上下对立、五行相克等都是对立，它们都基于人体系统整体维持稳定和存在的目的性下对立的，而通过感应统一于整体的稳定性、依赖于整体的稳定性，没有整体的稳定性它们的对立将因失去意义而不复存在。对抗双方则没有统一，是相对独立的物理实体之间的对抗关系，对抗双方是独立、自由、任意的，这是还原论构成主义的认知思路，也是西医临床的基本思路。

病机理论作为解释性理论，与还原论的解释原理是一样的，必须形成相对严密的因果关系链，不同的是还原论的解释本体是物理分子，而中医病机理论的解释本体是关系单元。如表里阴阳寒热虚实、气滞、食积、痰饮、火热、阴虚、阳虚、风寒暑湿燥火、脏腑虚实寒热、气血津液病变、毒、瘀血等等都是关系概念，而非物理实体。这些病机概念也是基本的证素。尽管病机理论包含了复杂多样的证素概念，但基于中医学的世界观，我们可以用气机失调或关系失调来贯穿几乎所有的病机，调和气机就意味着调和了体内外的关系，气机通达就意味着身体的机转正常稳定，因此，调和气机不仅仅是理气一法而是涵盖所有的治则治法，中心思想和终极目标是气机调达运转不羁。

病机理论的挑战在于证素概念的半定量和定量化，而量化的真正挑战又在于基线和参考的确定。[①] 基线和参考有两种方法确定，一种方法是横断面的，主要基于流行病学的数学统计，通过不同对照组一定的样本量来确定生命现象的流行病学定量，进而确定证素的量化。一种方法是纵向研究，可以基于单病例队列研究通过生命现象的时间变化来确定其相对量，进而对证素进行量化。病机证素量化是中医学临床标准化发展的关键，因为中医的研究就在于探寻宏观生命现象的秩序，量化可以更明确这些关系。

第五节　各家学说——中医学的实际形态

整个中医学史就是一部各家医学史连续剧，这部恢宏的历史和现实剧是在人们与疾病和生存威胁作斗争的过程中展开的。这部恢

---

① 朱文锋. 证素辨证学 [M]. 北京：人民卫生出版社，2008：61－64.

宏巨制有一明一暗两条线索，明线是躯体及精神病变的现象，暗线是关系本体论或气一元论。在现代，由于现代生物学、现代医学尤其是分子生物学的发展将医学引入物理实体，人们只关注中医学的明线，这也是中医理论被曲解为荒谬的原因所在。暗线往往不容易被人们觉察，即使在整个中医学历史过程中都是不被注意的，历代医家已经认为暗线是理所当然的。同时，由于没有注意区分明暗两条线，中医学理论内部也往往出现混乱，经常将明线视为暗线或将暗线视为明线，以致理论上难以自圆其说甚至造成笑话。这些现象远至《内经》近至王清任、张锡纯今至中医教科书都没有得到澄清，例如将黄疸认为是肝胆疾病、将肝炎认为是肝病、将心病认为是心脏病等，不一而足。因此在研究各家学说时一定要区分其中的明线和暗线，才可能准确把握其中的意义。

中医学各家学说是中医学发展的基本形式。各家学说、一方一义都是当时医家的实践成果，必然蕴含着相应的道理和思考。我重视各家学说，并认为中医学的发展是由各家学说演绎的。需要强调的是，各家学说不仅仅着力于关系本体论，在实践中也一定觉察到物理实体的重要性，如毒的理论、寄生虫的理论就具有显著的物理实体性质，并且制定出毒药治疗的策略，只是这些药物（如雄黄、信石、铅丹、巴豆、斑蝥等）的确具有剧烈的短期毒性且没有受到发展。但必须明确只有在生成论秩序紊乱的语境下，处方用药才能具有中医学的性质。

目前的挑战是中医学各家学说：《黄帝内经》、《伤寒杂病论》、《两晋南北朝医学·小品方·删繁方》、《针灸甲乙经》、《辅行诀》、《外台秘要》、《千金方》、《太素》、《小儿药证直诀》、《妇人良方大全》、"金元四大家"、《命门》、《景岳全书》、"温病各家"、《伤科》、"中西汇通"、《血证论》、《医林改错》、《外科正宗》……以及单方验方所涉的相关理论（尽管许多单方验方并没有理论说明，仍保留着中药发现的原始状态），实际上都是基于特定的时空境遇形成的，它们包含和强调了不同的生命现象和中医学的不同理论方面，如何通过生成论秩序完成解释则需要进行大量的理论工作。

第六节 实证与解释——"中医学是什么"

"实证主义研究方法"和"解释主义研究方法"是研究和历史事物秩序的现代科学方法。

一、实证主义

（一）证伪性

理论的可证伪性是实证主义的基本原则和评价事实的金标准。证伪是一种非常重要的科学方法，由波普尔在《猜想与反驳》中提出，在这之前理论的证明以证实方法为主，任何理论只要能"证实"即满足"证实性"就会被接受，也就是我们常说的应验。波普尔发现关于证实性有一个关键的问题，即科学研究的基本方法是从归纳开始的，归纳法的致命缺陷就是不能穷尽一切个体，黑天鹅总会出现。基于归纳法获得的理性认识转向演绎其实只能对所研究的样本负责，对超出研究样本的例外情况实际是不适用的。任何解释现象的科学理论都是基于相对有限的现象提出的，不可能穷尽现象，理论一旦提出就是静态的、形而上学的，而现象则在各个维度都是动态的、鲜活的、复杂的，何况任何描述现象的理论都是基于少数特定方面的，例如可以说"所有天鹅都是白色的"，但是说"所有白色的都是天鹅"就难以成立。理论如果只能证实而不能证伪就说明这种理论是与现象脱离的，这样的理论要么来源本身就不是现象而是理性本身，如数学，要么就是不在现象界的东西，如康德的四个二律背反，要么就是诡辩。实际上证伪就是要找到理论的边界，充分体现了科学实事求是、允许质疑的谦卑和民主的精神。

中国数术相关的理论及学术传统对证伪并不重视，以证实为主，以至于少数应验也成为支持理论成立的证据，这也是中医实践常被诟病的背后逻辑所在。本着科学的精神，缺乏证伪性这一点是不需要为中医辩护的，而且应该批判。应该辩护的是基于生成论，在事物空间秩序实现上的"多重实现"、秩序动态上的个体化、知行合一的弥合理论与实际分离的一体化实践方式、对事物秩序理解的可靠性等内容。

（二）实证研究的基础——对照和齐一性

在生物科学和医学中，实证主义的基础就是对照，有对照才能彰显出效应。而对照的基础是事物之间的可比性，可比性的假设就是两组事物的基线一致，理论上认为对比事物之间的可比性基础是绝对一致的，这就是齐一性。基于这种一致性，两组事物在相同的时间过程中发生不同的暴露，这样发生的差异的原因就是暴露。

这样的方法在医学中有着重要的作用，可以非常有效地析出不同暴露因素导致的不同后果，也可以析出相同的暴露因素引起不同后果的潜在原因。这对于筛选干预手段、探索健康和疾病的机制发挥了至关重要的作用。目前实证主义的方法已经成为生物科学和医学科学的通行语言，也成为科学的潜台词。在不一致性程度允许的范围内任何超过一定阈值的暴露因素都可以析出需要探索的问题，在逻辑上这成为无可否认的事实，而且在实践上常常可以获得显而易见的结果。舍此现实就不可以把握，今天的科学技术进步几乎无一不是通过这种高效的方法获得的，没有实证主义精神就没有当今可见的工业科技文明，世界将仍处于农耕时代。

反观中医学或中华传统文化中，任何具体的实施和理论探索都难以找到严格对照这样的方法论，所以许多人认为中国传统上就缺乏科学精神，也没有任何科学理念可言。中医学之备受诟病不但是因为实践的理论形成过程中没有对照这种科学方法，而且许多行之有效的措施很难经受住对照方法的检验。目前在对照这样的方法论面前，中医学几乎丧失了任何话语权，中医理论本身在追求物理实体的研究中早已被抛弃，最多是起标签作用。

对照的前提是"齐一性"，齐一性是医学基础和临床研究中对照性实验的根本假设。中医学当然也承认齐一性假设，但是实践的重点是把握"偶然性"的成功，即通过对一组同时出现的偶然性事件的理解把握其所指向的本质的，也就是说"异病同证"，中医学临床的齐一性主要体现在"证"或"病情格局""功能关系"的齐一性。

实证主义研究方法固然强大，但是齐一性这个基础本身是有问题的。首先在纯理性中齐一性是存在的，"1＝1"这是难以反驳的；真实世界中齐一性的存在也似乎是不可置疑的，例如今天的自己和昨天的自己是同一个人，具有齐一性；没有齐一性的世界是不可想象的。但是一个显而易见的悖论就是实际上"世界上没有完全相同的两片树叶"，还有黑天鹅事件，都严重挑战了"齐一性"问题。所谓的"齐一"其实是理性上的齐一，并不存在现实的齐一，绝对的圆只存在于理性中，画是画不出来的。这一点放在生成论的视野下，就加入了时间的因素，这进一步说明"齐一性"只存在于理性，而为现实世界留下了巨大的多样性空间。不论在理性还是实践中"齐一性"都是针对事物的一方面偏性的理解和把握，并不是事物的全貌和本真，例如天鹅的白只是羽毛的颜色，天鹅的本真一定不是白色的羽毛，这就不难理解齐一性的缺陷所在了。对于中国数术致力于解决偶然性问题，或在生成论视野下不承认偶然性，而以条件性或相对性为真理基础的语境下，在理性中对事物本真的理解是完全的、闭合的、必然的、没有偶然的，实证主义和弥补不确定性的概率论不能析出生成论的真理就不足为奇了。

科学研究中在分析研究资料的时候就要用到科学推理。科学推理以形式逻辑为基础，遵循同一律、矛盾律和排中律，形式逻辑这三大规则底层的假设是"事物的静态"状态，体现在实践中就是必须固定事件，例如病理学上石蜡固定组织切片，这是同一律、矛盾律和排中律成立的必要条件。这三大律实际上也是在讲"齐一性"问题，没有齐一性自然就不需要同一律、矛盾律和排中律。那么在生成论的视野下是否承认三大律呢？当然，这是思维运行的规律，不过生成论是按照事物的本真来确定"齐一性"的，事物的本真由其生成演化的全过程特征定义，生成演化的不同阶段的特征也是时空多特征刻画的，在数术理论中理解为"格局"，而不是格局的某一个特征决定齐一性的，事物的本真有本真的格局、局部阶段有局部阶段的格局，事物之间齐一性是格局的齐一性，而不是单项特征的齐一性。

科学推论方式主要有演绎推理、归纳推理、类比推理和最佳说明的推理。演绎推理正向使用"齐一性"对事物的性质做出判断，归纳推理则是基于齐一性逆向推论事物的性质。类比推理就更不用说了，就是"齐一性"推理。但科学结论的获得不但需反复演绎和归纳迭代使用，要获得可靠的因果关系还必须采用最佳说明推理。最佳说明推理以形式逻辑为基础，通过比较、综合多方面的推理结论，最后确定最优的结论，主要用来处理因果关系问题。这是一种综合的推理方法，其实也是最接近获取事物本真的推理方法，符合生成论的内在要求。数术中的医、相、卜实际上采用的都是最佳说明推理方法，因此，中医学中"同病异治、异病同治"在医生的理性中是完全自洽的就不难理解了。

另外，"齐一性"责难主要是由休谟提出的，也称为"休谟问题"，这是实证主义最根本的推理假设。休谟问题的核心就是以归纳推论为基本方法的实证研究的根本假设是"自然的齐一性"，但是世界显然不是"齐一性"的，而且证明世界的齐一性是无法做到的。休谟自己的解释是如果世界是齐一性的，那么逻辑上就不存在非齐一性的世界，因此休谟断定人们对于归纳推论的信心完全是盲目的。

今天看来，导致这一点的原因就是休谟完全陷入"理性"和"还原论"的迷雾，不能区分理性和现实。可是现代科技革命的成果获得的最终步骤都是基于"自然的齐一性"假设的归纳推论，也就是世界齐一性似乎一直保持着它的正确性，只是这种正确性具有理性形而上学的边界，自然的齐一性只在一个模糊的范围内成立，但是一定会被证伪。

二、实证主义与中医学

生物医学中最为经典的实证研究莫过于药物的有效性临床试验。有效性临床试验的假设就是两组受试者具有可比性，也就是"齐一性"。一般来说，这种齐一性的确定包含两层内容，第一层是药物内在有效性的齐一性，也就是受试者体内必须存在药物作用的物理实体，而且这些物理实体应该有一定的数量和质量，以保证药物作用的实现，这里就要求治疗组和对照组在这个方面是完全一致的。第二层是药物的外部有效性，也就是药物的外推人群，这就要保证受试者、治疗组和对照组在人口学特征上具有齐一性。理想情况下，通过这样的设计显然可以实现研究目标。但是常识告诉我们，药物临床有效性试验的内部有效性和外部有效性的齐一性其实都是不可能真正实现的，我们找到齐一性良好的两个个体都是很难实现的，找到两组受试者谈何容易。这时为了解决这个问题，我们就加入了统计学概率的把握度来控制齐一性的程度。我们知道概率首先是频率，其次才是把握度，频率是对已发生的实际事件的计数，把握度则是一种纯形而上学的意义，与实际无直接联系。因此，把握度只能对研究者起到安慰作用，真正的概率只对已发生的事件有效。也就是说概率并不能解决齐一性真实性的问题。所以，在药物临床试验中基线齐一本身就是个伪命题，仅仅是无奈的妥协。药物有效性临床试验仍然是一场盲目的赌博，有效率首先不可能是百分之百，其次是有效者甚至是一定巧合时空下对干预产生反应的个体，而且这些个体却存在不确定性。这样，药物有效性临床试验的最终结果一定是形而上学的，根据关系本体论的世界观，其根基一定建立在物理事件相对静止的时间尺度内。

正是基于这一点，如果实证主义者说中医不科学、中医不可靠是很难成立的，至少也是五十步笑一百步。那么如何才能确定中医的有效性呢？

中医学的世界观是关系本体论，万事万物必须置于一定的关系中才有意义，而其中最根本的关系是天人关系，也就是自然世界维持存在和生存的基本属性与人维持其存在和生存的凹凸互补关系。中医学一直探寻的是人体生命与天地自然的关系、人体内部的关系模式，而不是物理实体。实证主义的归纳法是否可以用来研究关系本体呢？

中医学的关系模式有藏象、病因、四诊资料、证素、证型以及药物属性等。如果引入实证主义，就必须对这些关系模式进行归纳分析研究。这些关系模型包含两个层次三个方面的关系，第一个层次是现象层次，主要探讨现象与天地自然的关系；第二个层次是关系层次，主要探讨现象之间的关系；第三个关系是关系与关系的关系。

下面我尽量精简地罗列一下中医学的主要关系模型，然后分析一下实证主义方法研究中医学的可能性。

（一）藏象

心主神志。按照实证主义，要确定心主神志就要对上述三个关系进行确证，这三个关系得到了确证就能够确证或提炼出藏象心主神志的确切内涵。我还是选择《黄帝内经·灵枢·本神》的模型，这里神主要指人的意识、思维、思考、判断、记忆等能力，魂主要指人对知觉、价值判断的意识，魄主要指人对思想、理想的意识，意主要指思考的意识，志主要指人对信念的意识，这五个方面是人体精神意识思维的最高形态，它们通过互相协同统一于心神，而人的情绪喜怒忧思恐是五神的派生。第一个关系是现象层次的生命现象与世界的关系，心主神志的神魂魄意志现象本身是生命现象，自然昼夜季节气候变化、饮食和社会因素、喜怒悲思恐是自然社会现象，这两类现象之间的关系就是天人关系，如春季风热伤脾和忧愁导致意伤悗乱，经文曰："天之在我者德也，地之在我者气也。德流气薄而生者也。故生之来谓之精；两精相搏谓之神。"第二个关系主要是神魂魄意志之间五行生克的关系，经文曰："随神往来者谓之魂；并精而出入者谓之魄；所以任物者谓之心；心有所忆谓之意；意之所存谓之志；因志而存变谓之思；因思而远慕谓之虑；因虑而处物谓之智。"第三个关系是神魂魄意志与除神之外的机体功能的关系，如神伤导致破䐃脱肉等，《黄帝内经·本神第八》曰："心，怵惕思虑则伤神，神伤则恐惧自失。破䐃脱肉，毛悴色夭死于冬。脾，愁忧而不解则伤意，意伤则悗乱，四肢不举，毛悴色夭死于春。肝，悲哀动中则伤魂，魂伤则狂妄不精，不精则不正，当人阴缩而挛筋，两胁骨不举，毛悴色夭死于秋。肺，喜乐无极则伤魄，魄伤则狂，狂者意不存人，皮革焦，毛悴色夭死于夏。肾，盛怒而不止则伤志，志伤则喜忘其前言，腰脊不可以俯仰屈伸，毛悴色夭死于季夏。恐惧而不解则伤精，精伤则骨酸痿厥，精时自下。是故五脏主藏精者也，不可伤，伤则失守而阴虚；阴虚则无气，无气则死矣。"另外还有五脏六腑生理病理状态与神魂魄意志的关系。

　　肝主疏泄、藏血。肝主疏泄的模型主要特征是胁肋不适或痛，或胀，或易怒不舒畅，或四末逆冷，病及脾胃则纳差、口苦、干呕、反酸，病及躯干肢体则麻木，病及肾则痛经、月经不畅、阳痿早泄等，病及心则悸动、失眠、烦扰，病及肺则胸痛、胸闷、呼吸不利、咽喉不利。肝藏血的模型特征是眼花、失眠、月经稀少或导致肝失疏泄诸证，或肢体挛急不利等。此外还有脾肺肾、六腑、经络腧穴都具有各自的功能现象，在此不细论。

理论上，上述这些关系都是可以通过对照方法进行检验和确证的。如果非常理想地获得了所有的暴露组、足够的样本量、足够时间段的亚组，而且不同暴露组之间在概率上具有齐一性，那么我们会得到哪些结果呢？显然不经过研究是不知道的，但是中医学所发现的关系一定存在，因为这些关系是对生命现象长期观察获得的已经发生过的经验，实际上也是通过归纳法获得的，和实证主义的方法比较仅仅是没有概率描述的定量把握度，但我们知道这无所谓，没有发生的概率只是主观信心，不影响事实。在这一点上，中医藏象学理论的可信度是毋庸置疑的。当然，也可能获得一些意外的结果。这就是说，即使在最严格意义上的、完全排斥形而上学的实证主义也无法否定中医学的理论和发现，而且加入基于天人相应的形而上学规定，也丝毫不影响中医藏象学的可靠性，反而使中医藏象学理论的边界更为清晰，使中医学更好地保持和展现自己的特质，更好地还原生命的一定目的性和特质。而即使经过了实证主义的确证，对于中医藏象学本身来讲也不见得有什么根本性改变，对促进中医学自身的发展其实意义很小。因此，通过实证主义研究中医学的意义并不大。

（二）病因

中医学的病因理论同样是关系模型，一定不是物理实体。外感六淫，风寒暑湿燥火，首先是天人感应，落到实处的是六淫所指示的人体反应，即人与环境的关系。这里的底层逻辑是天人凹凸互补，天人对立统一。内伤饮食、起居、七情是显然的病因，人身在自然社会环境中，这些因素对健康的影响是显而易见的，即使就归纳法的角度来看，谁能说饮食、起居和七情与健康无关呢？实证主义归纳法可以验证饮食的种类、饮食的四气五味、饮食的量与健康的关系，也可以验证不同的起居环境如居处的地理大环境、房屋小环境和睡眠起床习惯与健康的关系，也可以验证不同的情绪对身心健康的影响。可以预见中医学所积累的经验一定存在确证的证据。这种验证除了感叹中医病因学的强大有力外，一定还可以获得一些中医学没有发现的内容，但是这对中医病因学还有什么影响呢？能够改变中医病因学的发展轨迹吗？能够增强中医病因学的操作病因的能力吗？答案是否定的，中医病因学的发展不能通过实证主义获得。

（三）四诊

四诊包含四诊方法和四诊资料。四诊方法望闻问切，根本上是一种类似于"移情"体悟的方法，医生通过四诊方法最大限度体验患者疾病的态势和发展方向。四诊资料是从多个角度和侧面收集的病情资料，它们共同指向了疾病的运行状态趋势。四诊方法和资料可以通过更为可靠的方法进行和采集，这样可以减少人为的误差，对提高临床疗效确实具有极为重要的反馈作用，也可以降低医生的诊断劳动负荷。实证主义方法对四诊的最大帮助在于提高四诊的技术和技能，至于四诊方法和资料现象的存在是毋庸置疑的，而其医学意义只要是在中医理论中是确定的，实证主义方法就可以进一步确证其意义，如舌红苔黄对热证的意义，但是不能改变其医学意义。

（四）证素、证型

证素和证型在目前的中医临床医学中主要是隶属于疾病的，疾病为纲，证素证型为目，甚至证素是证型的目。这样证素证型既可以作为中医疾病的目，也可以作为西医疾病的目，在思维上给中医临床带来了一定方便性。但是从关系本体来讲，证素和证型具有相当的独立性，它是对人体种种生命现象的模型概括，是一组组关系模型。在这个意义上，证素和证型具有真正的疾病意义，反而证素或证型应该作为纲而各种中西医疾病应该作为目，应该充分发展针对特定证型的干预方法，而不是发展特定疾病的干预方法。无论中西医疾病的定义实际上是模糊的还是无效的，特别是一些以主要症状确定的疾病，如中医的咳嗽、眩晕、腹痛等，西医的高血压、糖尿病、高血脂等，如果按照证素证型（病机）进行定义反而具有更强的临床意义。基于这样的思路，实证主义能做的就比单纯统计不同疾病的证素证型频率高很多。实证主义归纳法研究可以深入确定不同四诊资料对证素证型的贡献度，刻画症状群的临床意义，从而提高诊断的准确性。例如胸痛这一症状，由于伴随的症状、疾病的起因、患者的年龄、性别、自然社会环境等不同，其所指向的临床意义完全不同，而且关乎生死。这时通过归纳分析胸痛为主诉的不同症状群的组合就可以确定其不同的脏腑阴阳气血津液关系状态，明确胸痛症状对不同证素证型的贡献度，最终较为准确地确定证型。

（五）药物

药物是重要的干预手段，中药与人体的对应关系本质上是关系对应，类似于病因对应病态，属于天人凹凸相关的部分。药物狭义上主要指应用于人体的自然物质，广义上应该包括腧穴、其他非药物的生理心理干预手段。将证素和证型作为药物的靶标是较为理想的临床选择和策略。实证主义方法在这样的情况下就可以发挥其自身一直擅长的能力，为证素证型筛选更多的干预方法和策略，这是毋庸置疑的。

通过以上分析可以看到，目前公认的实证主义归纳法科学方法对中医学的证素证型以及药物的发展有着重要的作用，尽管这种方法在理论上是一种"盲目"的方法，但它毕竟是目前探索物理世界的唯一可行方法，长期以来中医学也在不自觉地运用这种方法，对四诊的技术和方法的提高和改进有重要作用，但是对于四诊资料本身的医学意义帮助不大。归纳对比实证的方法对中医藏象理论本身几乎没有什么作用。

那么，为了更好地促进中医学在自身的体系内发展，获得更好的发展动力、提高理论和实践能力，还应该如何做呢？中医学的真正方向在哪里呢？

三、解释主义

（一）解释主义之定性研究

实证主义的基本方法是定量研究，在一定程度上，定量研究就是实证主义的代名词。与实证主义相对的是解释（诠释）主义，定性研究是解释主义的主要方法。既往认为定性研究是科学研究的初级阶段，定量研究是科学研究的高级阶段。20 世纪 60 年代，定性研究在人种志研究中取得突破，实现了定量研究无法完成的任务，至此社会科学领域的定性研究似乎真正走上了科学化价值肯定的道路，定性研究方法不再是科学研究的初级阶段，而是找到了发挥自己能力的真正平台。近年来，定性研究在教育、历史、人类学、政治、法律、心理学、护理学等领域发挥出解释和把握实际的能力，而这些方面定量研究的作用有限，中医学研究也在尝试该方法。特别是近年来由于大数据的发展，从庞杂的数据中发现知识、解读数据的意义方面定性研究远比定量研究有优势。因此，我们讨论一下定性研究在中医学发展中的作用。

定性研究的主要方法有：①实地研究，不带任何理论假设直接深入政治、社会、心理、教育和文化的具体事件中进行观察、访问收集资料，然后依靠研究者本人的理解和抽象概括得出结论，具体包括参与观察法和个案历史法；②民族志研究，通过描述特定种族或团体中人的现象，解析其运行方式和信念、价值观等；③口述历史法；④叙事分析；⑤文献和文化载体研究；⑥历史比较和类型比较；⑦扎根理论研究；⑧常人方法学；⑨行动研究。[①] 其中扎根理论是令人印象深刻的。扎根理论研究方法与其他定性研究方法一样属

---

① 邓津，林肯. 定性研究：第1卷　方法论基础［M］. 风笑天，等译. 重庆：重庆大学出版社，2007：8 - 13.

于解释主义范畴，并不是探讨一对一因果关系的实证主义范畴，相较于其他定性研究方法，扎根理论研究具有规范的程序和知识获取的步骤程式。主要的研究思路是：不设定任何假设和演绎前提，其前提就是现象或事实本身，直接进入事件中收集所有意识到的、可及的原始资料，原始资料必须基于原貌，甚至被调查人的语气、表情、词语、语序等细节，文本、文献、视频资料的原始信息状态等。完成资料收集后进行初级编码，划分意义单元；接着进行主轴编码，进一步分类和定义意义单元，建立意义单元的归类属性，从而构建解释意义的概念体系以解释现象；最后进行的是选择编码，对主轴编码的概念进行分析和联系，也就是最终构建解释一定现象的系统理论。这个过程目前已经引入计算机软件辅助，而且扎根理论也试图用于理解大数据的知识挖掘。与其他定性研究方法一样，对资料的解读和理解主要依靠研究者来完成，研究结果可以说见仁见智，因此，在实证主义者看来，其结果烙上了深深的主观色彩和个性化印迹。扎根理论目前并没有建立供研究者参考的知识构建理论框架，原则上其解释力锚定在研究对象的内部，缺乏外部解释力和普遍推广力。

总之，定性研究的这些方法的关键点在于研究的结果和价值体现在研究的过程中，特别是研究者对问题的理解和思想建模，归纳和比较都是在研究过程中实现和推进的。这也是定性研究倡导者一直强调的关于定性研究方法的根本所在。这一点不同于定量研究，定量研究的底层逻辑虽然是基于归纳法的，但是具体的实施和推理实际上是演绎的，因为定量研究必须基于一定的假设，例如药物试验一定是基于药物的有效性的，这本身就是演绎推理，只是这个假设常常用概率这种猜测掩盖起来的。相较而论，定性研究法更为"诚实"，定性研究就是在研究动态变化的事实本身，不带任何假设。

虽然定性研究和定量研究都承认现象，二者有很多差别，但定性研究最为核心的世界观就是主客一体，和中医学的世界观一样将主体融于客体之中解读事件的意义，这一点不同于定量研究的主客二元论，因为实证主义的定量研究根本上是排斥主观因素的。定性研究承认一切主观和客观的事件都是有意义的世界现象，在这个意义上定性研究是更为彻底的现象论者。定性研究更擅长从主观因素参与为主的、多因素纠缠的真实世界领域获取知识和确定事件。定性研究承认和重视个案研究，例如在医学实践中，个案历史研究可以说明干预过程对后果的有效性和因果关系，有效性不但体现在个案的历史结局，而且体现在医患互动的诊疗历史事实过程中，这些事实既包括客观事实也包括主观事实。但是这种结果的外推性很差，仅适用于与个案有高度相似性的个体，而这个相似程度或外推阈值的确定不可能通过单一因素尤其是物理情况决定，而且还与心理、社会等因素密切相关。例如同是肺癌患者，治疗方案的有效性从一个个体向另一个个体的推广，不能仅仅取决于物理事件（病理学、分子病理），而且还取决于患者本身的一般生物学情况、体质、生物学年龄、心理状况、家庭社会环境等因素。定量研究则恰恰相反，它必须忽略除了肿瘤本身以外的因素，尤其是社会心理因素，这样开发的干预手段对应于简单少数靶标，因此极易推广。但它完全站在物理主义的角度，在尽量平衡其他因素的情况下，一个因素一个因素地进行解析，进一步考虑多因素。而一旦进入多因素，由于多个变量均处在不断变化中，而且不同的因素处于不同的物理层次和关系维度中，即使确定一些主要变量的变化阈值，结果也会变成不确定的多个解。这时即使开发了针对尽可能多的解的干预方案，但这些方案的介入时机的确是难以事先确定的，仅仅能通过一些预测手段来确定。也正是因为这个原因，定量研究的结果具有更为僵化的形而上学性质，化疗药物、抗生素耐药和药物大量严重的毒副作用以及药物开发成功率极低等成为临床发展难以克服的困境。

　　这就是真正的现实，真正解决问题的办法就是动态、多因素、恰如其分干预的方式。要做到这一点，定性研究显然具有显著的优势，当然定性研究面临的问题是能不能在动态中及时获得可靠的干预手段，也就是干预手段如何能够充分表达定性。似乎这个问题很难解决，但历史早已给出了答案，那就是不断试错，在临床医学中就是不断地人体试验和研究。不论进行多少理论研究、动物实验、分子实验，要解决人体的问题最终必须回到人体试验。可见，医学的定性研究必须以真实的临床为载体，去贯彻定性研究的根本思想。

（二）定性研究与中医学

那么引进定性研究方法能不能解决中医学的发展问题呢？例如一些研究者正在尝试引进扎根理论、叙事医学理论以证明中医学的科学性。[①] 其实在我看来，2000 多年来中医学的医疗方式本身就是定性研究的方式，医案积累和研究是最为典型的主客一体、情景交融的解释主义研究方法，这种研究方法使得临床有效的中医理论和经验得以传承。现代扎根理论研究方法极其类似中医学的辨证论治过程，但扎根理论的知识解释并没有中医学的生成论宇宙观和相应的理论体系参考，何况解决多种实际问题的经验（格局和模型）积累远没有中医学繁荣。而中医学在实践中不但发展和形成了自己的医学语言，而且建立、找到了医学领域中充分表达模型意义的干预手段，其定性成果和思想方法极为丰富多样。从中医基础理论到药学、方剂学、非药物手段再到临床各科理论方法，定性研究方法其实是难以贯穿的，更不用说世界观的冲突。研究者试图用定性研究方法取而代之以破解中医之谜，实为缘木求鱼，那只能说不但没有认识到定量研究的"虚伪"本质和过度高估了定性研究的实战能力，而且对整个科学的发展方法也是茫然不知所措的。因此，应该深刻认识到，科学的发展、中医学的发展甚至整个人类的发展其实都具

---

① 谢雁鸣，廖星. 定性研究的主要方法及其在中医临床研究中切入点的探讨 [J]. 中医杂志，2008（6）：550 – 553.

有很大的盲目性，休谟所言绝不是谦虚而是事实。中医学必将沿着关系本体论的世界观，基于主客一体的认识论，在临床实践中不断前进并留下属于中医学本身的足迹。

（三）概率视域下的中医学

概率的本质是一个相对概念，一定时空区域中事件的出现可能机会，例如黑白两种球各两个放入黑箱中，每次取两个，出现一黑一白的机会（两白、两黑、一黑一白）是三分之一，这就是概率。这里我们限定了一个相对静止的时空，只有四个球而且两黑两白，每次只能取两个。也就是说一切概率从根本上来讲都是条件概率，这是概率的本质之一，即相对性。概率与实际事件的发生有着本质的区别，例如上面的例子，我们如果将目标锁定为每次都获得一黑一白两个球，那么通过将黑箱改为透明玻璃箱或者通过仔细研究掌握四个球的不同物理特征，一定可以保证每次取出一黑一白两个球。可见即使在静止系统里事件的发生频率也并不是事件的概率，概率成了一个形而上学。真实世界事件的发生在一定时空背景下具有其概率，但是事件到底发生与否则取决于具体的条件和控制。现实中由于未知事件太多，而且绝对静止时空是不可能的，所以就将频率作为概率，也就是概率的频率学派。至于主观概率和客观概率，我赞成陈必红[①]的观点，就是主观概率是计算机监视的概率，客观概率就是无监视的概率。然而不论是对于频率学派还是概率学派来看，本质上主观概率才是现实的概率，任何被感知的概率都是经过主体加工的频率，记住这里是频率；而客观概率只是黑白球同时出现的机会，不具有现实性。因此，概率在本质上是主观的。概率只是事物出现机会的部分属性，任何事物的存在和出现都具有概率的性质，以至于事物本身就是概率，但是具体事件的发生并不会因为概率高

---

① 陈必红. 观测主体的遗忘机制［J］. 深圳大学学报，2000（4）：53-59.

就会在某个特定时间段出现频数高，这还取决于具体的实现条件，例如本文举例中，在透明玻璃箱子里由于可以直接监视，故取出一黑一白两个球的次数可以达到100%，而在黑箱中放入两黑一白三个球，虽然获得一黑一白两个球的机会是50%，大于四个球的33%，但是不能达到100%，可见具体事件的发生与具体条件有关而与概率无关，在极限情况下，只要条件具备，多么罕见的事件都可能在一定时空中成为恒常事件。这就是贝叶斯推理学派成功的本质，也是中医证型形成的内在逻辑。

从贝叶斯推理与中医学引发出一点思考。如前所述，概率高低不能决定事件的发生，正如有人感叹生命在地球上的出现就如同在一个垃圾场上刮了一阵风然后就出现了一架宇宙飞船一样，极小概率事件居然可以发生。决定事件发生的是因果关系，或者说是事物感应的结果。概率是形而上学的或数学的，感应则是现实的、生动直接的。感应的本质是事物的直接联系，因此具有主体性，感应一定是主体的反应，这里的主体不是单指人类，万事万物都是主体，也互为客体，这是基于牛顿绝对时空观的方式采取的一种理解方式，当然还可以采用相对论时空观。无论如何，总之感应就是联系这么个东西。

那么这与贝叶斯推理有什么关系呢？贝叶斯学派本质上就是描述主体概率的问题，最现实的主体当然是我们自己，想一想我们自己每天做得最多的事情就是决策，决策的依据是什么？就是信念。信念一方面源于既往经验的归纳，一方面源于无厘头的直觉，其实直觉并不是无厘头的，而是人与环境感应由基础感觉综合上升的结果。在这个角度上，我们看待科学家发现行动先于意识就不足为奇，我们的思维能够走到哪里，是身心感应的结果而不是意识引导的结果，这和条件反射、保护性避让是一样的道理。这就是信念的来源，信念不是凭空而来的，而是身心处境造就的结果。而信念的强度随着支持信念的证据增加而增加，最终触发决策和行动。贝叶斯学派描述主体的这个信念强度的形成过程，贝叶斯概率随着证据的增加而改变，或增强或减弱。因此，历史上传统数理统计学派或频率学派对此不屑一顾，直至今日仍存在极大争议，贝叶斯学派的合法性主要源于其在人工智能判别能力方面的成功。[①] 在这个例子中概率的主体是计算机而不是人。

那么，我们回到中医学的辨证论治。尽管人们对证型的本质有多重理解，最多的就是人体气机运行的特定状态或基于分子生物学组分的空间分布状态。但是站在概率的角度来说，不论是气机运行的状态还是生物化学组分空间分布状态，这其实都是主体的，暗含的意思是有一个外在的观察者。因此，站在贝叶斯学派的角度上，证型实际上是临床现象或组合与干预措施或对应的感应物的关系格局，任何一个症状的出现必然相应于特定的主体外在的感应物。随着特征性临床现象或证据的出现，相应的感应物存在的强度不断变化，最终导致证型的确定与演化。由于感应是直接的、因果关系的，因此证型也是确定的因果关系，而不是概率关系，正是基于感应的存在，贝叶斯先验概率的存在就有了合理性而不是无厘头的。中医辨证论治在证型合适的情况下必然导致相应结果而不是由概率决定的，当然真实的临床过程中，仍然做不到100%，表现为概率形态，这是证型的形而上学或相对性本质决定的，也是世界的绝对动态性决定的。其实这也是对休谟问题及黑天鹅事件的一种解答：自然造物，不见其事，但见其功，根源在于运动不羁的感应。

所以，一方一药不是中医学，中医学是忠于事件的生生不息的、时时刻刻的自然演化过程，不断确定事件主体及其对应的感应物。中医学的发展也必然是通过对分子生物学组分的自然演化过程的刻画而发展的，这样才能像传统上实现即时的临床能力，而不至于机

---

① 黄黎原. 贝叶斯的博弈：数学、思维与人工智能［M］. 方弦，译. 北京：人民邮电出版社，2021：91.

械地走上循证医学之路，中医学的循证必然是循感应之证，而非既成的死证和临床指南。

那么，中医临床有没有可重复性呢？中医的临床规律在哪里？这显而易见，就在自然演化过程中，这个过程的把握既需要经验也需要天才的灵感。把握了这些过程，中医临床就会不断重复。

中医学面对的是真实世界，解决的是当下的实际问题，而不是想象中的、异于人类大脑思维的简单世界，当然不可否认真实世界很可能是由简单的规则和事件叠加作用的结果，如中国的阴阳、西方的原子以及生命的双螺旋，但是真实世界都是现象世界的特定情况之一，这就是真实，认知和下一步的预测直至采取的措施和结果，实际上都是基于贝叶斯定理。

而对于实际的把握，中医学都是基于很少数直接无严格对照的经验来确定先验和后验概率的，增加对真实事件预测的信心。西医的预测信心则来源于更为精致的实验证据。那么，这两种方法哪个更适合呢？显然在价值观和人类潜在计算力相似的情况下，后者似乎更为合适，但是代价就是错过解决问题的机会。前者是否更好呢？这显然取决于主体对特定事件的理解和弥合的准确性，这是因人而异不确定的，这里每个人都是某一方面的天才，如果实际事件是天才的事件，那么你找对人了。看来两种思路对于实际问题的解决结果孰优孰劣是不确定的，因为休谟早就认识到形而上学和真实事件并不是可靠对应的。

第五章　中医诊断及治疗学理论

第一节　辨证论治——把握复杂和偶然

一、证

"证"在生成论视域下是生命运行过程中阶段性"生命秩序"的表现方式，它是基于"天人相应"多个临床现象概括出来的，底层逻辑是个体生命运行过程中"秩序"的暂时格局。

"证"是形而上学纯粹理性，或是客观实在，还是主客一体？

如果证是纯粹理性，那么它有没有像数学一样的形式逻辑外壳，进行纯理论的逻辑推导，并构建出"理想国"？实际上临床的辨证过程和辨证结论无不是一个个或一次次这样的理想模型构建的过程，疾病现象的相变似乎也在有意无意间呼应这种诉求，例如伤寒欲解时、温病三焦传变、癌症前期早期中期晚期转归、创伤的修复愈合等似乎暗示了理想模型的存在。然而证的"理想国"有三个问题。第一个问题是纯粹理性并不纯，证的内容和理解都不是纯粹理性的，其原假设源于人的物理实在的实在物理特征与周遭物理实在反应的结果，它不是固有的独立于客观实在的存在。第二个问题是证的"理想国"并不能完全理想化物理实在，客观实在仅在极为有限的时空情况下是理想的，否则伤寒六经欲解时就不会出错，五运六气也会非常准确。然而作为一种不断需要处理现实问题的医学方式，中医学不可能仅存在于理想中，而是必须接受临床的检验。这就引出了第三个问题，证的理论解释是否必要，或者什么样的解释是合适的？

如果证客观实在，那么证必然对应于一定的临床现象，而且具有可测量的特性，问题就变成这些临床现象的第三方确定——医患之外的第三者测量。这就必须谦虚仔细地面对现实，摆脱任何成见，基于经验的方法认真观察和记录临床现象，了解现象的时间序列，并进行综合因果推理，当然这些现象不但是个体的时间序列展开，而且也包括其周遭的时间序列展开。显然这里有一个重要的问题就是对现象的理解问题，现象记录展现在人们面前时首先让人们无所适从，犹如一道道艰难的数学题目，但是人们还是找到了部分的解答方法，解答的起点就是原假设，而其底层逻辑则是因与果的时间序列的呈现方式。况且临床现象的记录过程本身就是一个测量过程，测量的尺子就是记录者自身。因此，临床现象的第三方确定其意义和价值是相对的，相对于人的物理实体而存在的，现象时间序列的展开是与人的互动过程而展现其意义的。

上面的分析说明证既不是纯理念的，也不是纯客观实在的，而是人对客观的理解，因此，证是主客一体的交集，这就必须确定理念和客观实在的结合方式。目前看来起码有两种结合方式，一种是主客二分的静态结合方式，人基于静态内在尺度被动筛选动态的临床现象；一种是主体同步追随临床现象的变化，人基于动态内在尺度主动测量和理解临床现象。两种结合方式中，后一种是生成论视域下的主客交融的认识方式，是对证的真实把握。因此，证是一种对生命秩序的实时理解和把握。

以上，我们从认识论的角度勾画了证的本质。由于对证的把握是主客交融的，因此为了理论的可交流行，就存在"主体间性"和"测量尺"的问题，必须保持主体之间对临床现象理解的同一性问题。要解决这个问题就需要发展相应的第三方测量方法，显然这又是一个具有挑战性的问题，特别是对多个相关的临床现象进行定量测量。

二、辨证论治

（一）辨证论治

辨证论治是一个伟大的发明，其思想方法至少始于张仲景，明代周之干有"辨病施治"、张介宾有"诊病施治"，清代章虚谷最早提出"辨证论治"的概念基本同于现代。1955 年任应秋较为规范地指出了"辨证论治"治疗体系建立是中医学能够解决问题的关键，并指出辨证论治的本体是关系。① 因此，辨证论治方法的产生是中医学的发展的里程碑事件，这是中医学由经验性的药症或药病对应上升为理论体系、中医自《内经》以降的生命理论与干预手段特别是药物真正结合的里程碑事件，也是中医学学科边界界定的核心事件。

辨证论治天才般地将中医学复杂异质性的理论纲举目张地联系起来，使这些理论在宏大的中医学体系中找到了自己的位置，也在本体上肯定和深化了中医学实践的建模思想。辨证论治的思想方法使得中医的实践不再惧怕陌生的临床情况，无需面对复杂的临床情况去汗牛充栋的医学文献中搜索特效药、特效方法。医生在临床中要做的就是按照阴阳五行藏象经络气血津液以及生命的时间演化规律理论分类临床现象，进而建立临床现象发生的病机链或病机网络，找到疾病发生发展转归的路线，明确刻下病状的轻重缓急，最终确定刻下病证的关系模式形成证候诊断，以指导处方和治疗方案。辨证论治的理论本体就是生命的关系模型的构建方法和过程。

这里要说明的是，辨证论治不是局限于刻下临床病状构建的病

---

① 任应秋. 中医的辨证论治的体系［J］. 中医杂志，1955（4）：19 – 21.

机模型，如果这样就会导致辨病辨证辨体结合的临床实践方式。而站在生成论的视角下辨证论治必须审证求因，要构建刻下病机模型发生和形成的病机链，也就是刻下秩序格局的因果机制。这就必须涉及天地人和生命时间演化规律的广泛病机联系，将刻下病机置于以时间演进为方向的病机链中才能全面把握疾病的安危生死和预后。如伤寒（伤寒论的定义）这一疾病，张仲景首先明确了该疾病以 7 天为一周期的演进规律，然后提出了疾病的演化方向和转归，并明确了伤寒病脾胃虚寒的病理基础，以生姜、炙甘草、大枣为伤寒治疗的基础方剂，伤寒病的整个病机链和病机网络清晰明了，伤寒病辨病辨证辨体思想均得到了体现。

辨证直接操作的是病机或证素，病机或证素直接操作症状。八纲、脏腑、六经、卫气营血、三焦、气血津液、经络这些辨证方法就直接操作证素，证素是由一组或一个特定症状决定的，证素直接操作症状，辨证对证素的因果关系作出分析形成病机链完成辨证。辨证的过程所采用的思想过程不同于还原论的机械作用过程，如分子生物学习惯采用"介导、耦合、结合、激活"，临床医学常用"坏死、梗阻、对抗、抑制、感染"等机械术语，辨证则采用"感受、化生、克制、转化、和、长、灭、（运）行、虚实、失调、（使）寒热"等生成论描述秩序的术语。因此，辨证所构建的是关系模型，是采用疾病关系状态和转归的演化模型，事物之间的关系是强弱、生克的感应联系，而不是直接对抗、推动等物理接触。论治则是病机对干预手段的直接操作，操作方式也是基于干预手段（如药物）的宏观自然属性与人体临床现象属性的凹凸互补、感应相关而选择和操作干预手段的，并不是基于物质成分间的物理接触作用。

因此，辨证论治虽然最终取决于症状，但症状是现实、是疾病的本来面目，症状与药物的对应关系毕竟是初始的经验状态，处于较低的层次，即使是现代医学，主要临床方式仍处于症状与药物对应的阶段，包括在分子生物学层次仍然如此，所谓的靶向生物疗法也是如此。辨证论治比药症对应更具优势的地方在于审证求因，透过症状或症状群把握了疾病的关系本体，形成了有机的临床实践方式。辨证论治把握症状的表意工具是阴阳五行、藏象理论、气血津液和经络理论，这些表意工具刻画了临床现象的状态特征，是直接把握临床现象的重要工具，并且可以被辨证论治的实践方式所操控，进而操控疾病的治疗。

（二）辨证论治的挑战

辨证论治实际上也受到很大的挑战。一方面的挑战就是由于定量化的困难，基于生命秩序认识方式的表意工具不足、词汇和概念缺乏，对生命现象或疾病现象的刻画所形成的概念的形式逻辑不强，词汇多义常被曲解，历代医家断章取义似乎是默认的，例如李东垣非要采用"阴火"来描述气虚不敛导致的火热证象，阴阳仅有三阴三阳，不但没有进一步细化，而且三阴三阳其实有着更深刻的内涵需要更准确的概念词汇来表达。另一个方面是关系本体论认识方式在缺乏足够的关系元素时，会出现无证可辨或处理原始医疗经验的困难，例如在临床上辨证论治过程中已经构建了"自洽"的模型，方药配伍丝丝入扣，而效果却不尽如人意。第三个方面，辨证论治似乎对中药的发展产生了束缚，中药的作用是复杂多向的，四气五味、寒热温凉的性质规定并不精确，中药的性能和功效被中医理论所筛选，如附子性热但其疗热病未尝不效，黄连性寒疗寒证也往往有效。第四个方面，在临床过程中我们可以构建完美的病机链或病机网络，但是实现模型的目的往往面临许多困难，首先我们很难知道选择哪种药物、方剂或非药物疗法一定能够达到治疗目的，特别是我们组合的方剂不是每次都有效，也不能像经方那样方证对应即可取效（尽管这些效果是暂时的，尤其对于慢性病）。因此有人说辨证论治是不得已的办法，得已的办法就是直接症状对药、方，采用最原始的经验。处方的组合似乎回到了根据症状堆砌药物的低层次状态，有是症用是药。那么，为什么会产生这些挑战呢？

（三）辨证论治困境的原因

辨证论治困境首先是由理性的形而上学本性决定的。由于中医学所采用的建模思想方法虽然直接操作的要素是证素和症状，但即使不考虑干预手段本身的质量问题，在系统层次上药物和非药物疗法措施与症状的对应关系的确定性也一直是模糊的、复杂的、多向的，特别是条件性的。目前分子生物学基于直接物理接触方法所建立的治疗手段，由于微观事件走向宏观受到许多不可逆随机事件的作用，现代生物学和系统生物学仍无法跨越微观与宏观系统间的鸿沟，其所产生的宏观效应是不完全确定的，最多可以通过非线性数学建模工具进行概率预测。不可否认，治疗手段最终很可能还是通过微观物理接触实现作用（尽管感应作用可能是先导的），因而任何干预手段的宏观作用效果其实都具有不确定性。对复杂系统来说，宏观作用的实现不但需要可存在的、有效的物理接触，而且需要作用的恰当时机。基于关系本体论的建模思想方法及基于证素所操作的干预手段只能最大限度接近模型（证型），而不能保证时空上的完全凹凸适应，因此辨证论治对干预手段的操作实际上就具有不确定性。尽量消除这种不确定性需要把握变化不羁的时机，也就是产生有效物理接触的宏观和微观相对应的时间窗，显然这对于中西医都是十分困难的事情，但通过对关系本体和关系模型的深入研究和理解有望获得突破。对中医学来说，基于大数据推进四诊和药物作用后果的定量化、标准化，采用非线性数学建模方法量化症状、证素、证型与干预手段作用结果的时空相关和因果关系，有可能对减少证型与干预方案的对应模糊问题。

这里还要明确空间关系主要通过分析微观和宏观现象即可以获得，而时间关系的确定却非常困难。不过虽然时间是单向的、不可逆的，但是时间还是由空间关系决定的，我们确定一件事情处于何种阶段其实依靠的不是年月日，而是物理事物的空间分布特征，一个简单的现象就是年龄现象，人体衰老的程度取决于生理机能而非年龄。因此，确定一件事情的阶段特征是从其所处的空间网络状态来确定的，确定时间就是确定关系状态，甚至关系状态就是时间的本质，明确疾病所处的时间状态是通过一个或多个症状来确定，在这个意义上辨证就是辨时间，辨证就是将物理事件转化为时间，病机链就是时间的历史过程和趋势，而时间的本质又可以等价于关系或气。所以，消除证型（模型）与干预对应的时间问题可以转化为物理空间关系的问题，通过分析物理事件关系网络的机械关系来实现。

这里还有一个引起不确定性的问题，那就是不可逆问题，或物理事件变化不羁的问题，即使通过物理空间的不同尺度的多因素确定进而确定时间，也不能保证干预措施实施过程中的不变性。在关系世界观中，我的分析已经说明意识的本质是物理事件作用于人体物理系统（产生意识的系统）留下的痕迹，而物理事件早已远去，所以任何模型本质上是形而上学的、是意识的、是物理事件的物理痕迹。也就是说意识是物理世界的反映或物理事件的物理痕迹，意识可以完全理解和认识物理事件，但是意识采取的措施总是落后于物理事件，类似于一个人不能两次踏进同一条河，这是意识与所反映物理事件的时间差导致的。

总之，干预手段在从微观物理事件向宏观现象扩散过程中的反馈作用过程和模型的形而上学性质共同导致了辨证论治的不确定性。而关系本体论的辨证论治方法所把握的临床现象（目前以宏观为主，并随着实践的推进微观现象也将被辨证论治把握）是可以被模型（证型）有效操作的，这是辨证论治能够发挥作用的自然基础。

其次，缺乏足够的词汇和概念以构建尽可能完善的形式逻辑体系，也是目前辨证论治潜力没有充分发挥的原因。既然已经明确关系本体论是中医学的思维逻辑起点，而且中医学已经构建了大量的概念和词汇来刻画生命现象，那么就有可能基于关系本体论规范和约束这些词汇和概念的内涵和外延，而不至于牵强附会、偷换概念、理论体系前后矛盾。目前出现中医理论体系前后矛盾的问题不在于这些理论本身，而在于这些理论没有找到合适的词汇和概念来刻画其内涵和外延，那么如何正本清源，明晰这些概念呢？显然最重要的是回到关系的语境，基于关系本体论明确其真实概念，区分这些词汇的关系本体论意义，明确该词汇对应的是病机关系还是单纯症状与干预的对应，进而提取词汇、定义词汇达到增加关系本体论可操作概念的目的。另外词汇和概念缺乏的问题也在干预手段中存在，可以采取同样的方法进行发展，中药的发展更是如此。

最后，由于世界观的模糊性，长期以来难以区分关系与物理事件（功能与结构）的界限，定量化、规范化一直缺乏着力点，而如果以关系本体论为世界观和逻辑起点，则可以建立临床现象的参照进而实现有意义的临床现象的定量化，并规范化、标准化概念，最终构建起辨证论治所操作的因果关系病机链的形式逻辑体系，明确中医学能干什么、不能干什么，明确中医学的内涵和外延，从而实现中医学在自身理论体系内有效的思考和推进实践发展。

（四）辨证论治的多重实现

多重实现是 20 世纪后期英美在心灵哲学的实践中发展起来的，[①]主要处理功能可以通过不同的物理基础实现的问题，实际上多重实现也可称为"功能的多重可实现性"。尽管受到很多否定、质疑，但在生命科学中还是具有相当意义的。

如上所述，辨证论治在本质上是对疾病因果关系的刻画和理解。因与果的关系既不是必要条件、充分条件，也不是充分必要条件。

---

① 成骁杰. 多重实现两难与特殊科学自主性 ［J］. 自然辩证法通讯，2022，44（2）：38－44.

一方面，一个事件发生的原因并不是唯一的一个或一组，任何事件的发生都是相互依存的多因素组合的结果，概括来说就是事物发生是条件性的，所以目前我们进行科学因果推理主要采用最佳说明推理。另一方面，事物的因果关系同样是条件性的，任何"独立事件"都具有导致任何其他事件发生的潜力并且是很多事件的原因，而该事件是否成为某一特定事件的原因则具有直接和间接的双重不确定性。因此，从结果中追溯原因是确定的，而从原因预测结果就具有不确定性，例如地上湿了一定是水这种液体到达了地面，而喷水或下雨是否一定导致地面变湿则取决于这些水能否确定到达地面，这显然具有不确定性。所以，辨证论治是审证求因而不是执因求证。

举一个关于失眠的例子，失眠是一种疾病，但是这种疾病是一种原因多样的复杂疾病，从心理和生理方面能够找到上百种相关的因素，任何一个因素在一定的条件下都会导致失眠的出现，这些原因最终导致睡眠调节的相关机制受损，成为失眠的病理基础。临床上针对失眠的病理基础开发的药物可以实现症状的改善，但是患者必须长期依赖这种干预，原因就在于没有消除引起失眠的原因。

回到原因进行探究就可以看到失眠的原因很多，患者发病具有一因多果、多因一果的特征。例如失眠患者的症状主要可见难以入睡、睡后易醒多醒、醒后难以入睡，也就是入睡困难和维持困难。实际上这些症状的因果也是多样的，如难以入睡就可以由于过度兴奋引起，也可以由于虚性兴奋引起，中医诊断中前者可以为肝火旺、心火旺，后者可为肝血不足、心血不足；睡后多醒或可入睡或难入睡，也有虚实两方面的原因，虚证的原因可见心脾两虚、心肝血虚、肝肾亏虚，实证可见肝气郁结、痰食积滞。还有一大类情况就是寒热虚实错杂，病位在心肝脾肾，除了交错不定的入睡和维持困难，可表现为或顽固的胃肠功能紊乱，或过度的敏感焦虑、抑郁、躁狂等，其原因更为深刻和隐蔽。可见，失眠作为一种疾病其直接的发生原因是多样的，而且这些原因也是非常异质的。

辨证论治实际上就是在处理这种复杂的因果关系，这一点是中西医临床模式的主要区别所在。西医的临床方式是基于物理上的简单模式进行的，例如失眠的治疗主要是针对失眠的直接病理基础，而不能操作"证"这种相对复杂的模式，如睡后易醒、餐后胃胀、舌苔厚腻、脉弦滑这一组症状构成的痰食积滞证，在西医的体系中属于睡眠维持困难的范畴，仅能应对睡眠维持困难的症状，选择长效的苯二氮䓬类药物以维持睡眠，显然不能消除苯二氮䓬类受体功能异常的上游原因。后面三个症状与睡眠维持困的关系并没有建立相关的理论和实践模式，一般睡眠科医生是不考虑的，临床上如果能够组织良好的 MDT，睡眠科、心理科、消化科等联合起来对该患者的治疗可能益处颇多。中医则擅长应对这样的局面，将睡眠维持困难与同一患者并存的其他症状联系起来考虑，进而确定睡眠维持困难的性质特征，以保和丸为主消食化痰治疗后患者失眠症状就会缓解，至于中药治疗后再次复发，如果证型不变说明饮食过度或消化功能下降的上游原因并没有消除，这就不是单纯药物能够起作用的了。

显然，同一患者出现的各个症状之间唯一的确定联系就是"同一个患者"，睡眠维持困难与舌苔厚腻脱离了特定的患者是没有任何联系的，不同疾病的患者同时出现舌苔厚腻的状况是再正常不过的事情。当然不同的患者同时出现睡眠维持困难和舌苔厚腻，则表示这些患者之间失眠疾病的原因具有同质性。这个医疗技术特长是中医学长期以来高度依赖患者的宏观生命体征和感知进行医疗实践形成和发展而来的，这一点显然不同于现代医学将临床医学的解释重点置于分子生物学，而是将临床现象的解释置于临床个体本身。

可见，辨证论治的元素本身不具有疾病的现实意义，甚至它们本身是固定的、形而上学的，而元素的不同组合才具有医学的实践和价值意义。而这种组合又具有动态性，同一患者睡眠维持困难在不同时间是不同原因多重实现的。如果按照循证医学的研究方法，研究的目标设定是"睡眠维持困难"的改善，这时就很难设计固定的处方。反之如果要设计固定的处方，则就要针对该处方针对的证型，改变证型后该处方的使命应该是结束的，这时"睡眠维持困难"这个症状是否一定消退呢？其实也不一定，除非这个证型构成睡眠维持困难病理基础的支撑，这就需要进一步明确特定证型与失眠病理基础的因果关系。这一点是辨证论治基础研究的重要内容，应该得到阐明。所以，按照循证医学的方法研究中医学的辨证论治或中药与特定疾病之间的关系，要么采用证变药变的动态治疗模式，要么采用与疾病直接病理基础具有强对应的证型所对应的药物进行试验，泛泛而论治只能是或效或不效。

综上所述，疾病和证型其实都具有多重实现的特征，一因多果、一果多因。结果的存在也有两种不同的类型，一种类型是形成疾病或证型的原因是该结果的维持因素，一种类型是原因只是一个触发作用，结果的维持是由自身结构模式改变后的模式维持的。但是对辨证论治来说，并没有区分这种因果关系，而是执着于改变现有的症状体征配伍格局，最终达到影响疾病转归的目的。例如多数癌症发生后的维持机制并不是由病因而是由或单一或多样的内环境因素维持的，而且这些维持机制往往与生命的维持机制处于共同的通路上，这就是癌症消退的困难之处所在。正因为如此，我们很难在癌症早期或造成症状之前发现或进行辨证论治。因此，对癌症发生后辨证论治元素的鉴定也是需要研究的内容，这些内容如果不是可见的症状体征，那么就一定是不容易察觉的行为、睡眠、饮食、性格、遗传体质等这些因素，这些因素的改变能否改变癌症的维持格局，这些因素有没有可行的辨证方法？另外，如果癌症的直接病理基础问题是免疫问题，那么能够调节免疫格局的辨证论治就有可能解决一些问题。

最后，由于临床实践主体的个体化、多样性，为了消除主体间性的影响，选择"半衰期"更为稳定、单一的仪器系统记录量化四诊资料、判定证型似乎是中医学发展的重要基础性途径。

第二节　证为纲病为目——中医学的病理观

证和病在中医学历史上很长时间是界限不清的。《伤寒杂病论》已经开始进行区分，在张仲景的病证关系中证隶属于病，病是具有特定发生发展规律的疾病过程，证是疾病过程中的不同病机状态。病是相对稳定的疾病状态，是反映疾病发生发展转归一般规律的病机，例如寒邪损伤人体出现伤寒病，疾病过程就是围绕人体抵御驱除寒邪的过程展开的。理论上虽如此，但是病的定义始终是模糊的，病名主要是根据症状和病因来确定的，随着疾病的进展和演变，原始病因的主导性会随着新的病因的出现而失去意义，其实这一点西医也是这样的，也就是说病名并不能指示疾病发展的主要矛盾，因而就会失去临床意义。所以，临床的实际操作最终指向了能够反映病机状态的证。这就可以解释即使《伤寒论》本身的六经病症的"病"也是基于病位的"证"，《金匮要略》则基本走向了症状确定病名而以证治为中心的模式，外科、伤科疾病尤其如此。后世《诸病源候论》及各家学说同样走向了辨证为中心的模式，或者直接药症对应。也即中医学的历史说明，病名如果不能反映疾病的基本发生机制就会失去意义，只剩下一个名称而已，这导致病机与病定义的目的不符的情况下就容易误导临床。例如高血压病指示了高血压这么一个临床症状，而以降低血压为直接目标的治疗最有意义的是高血压危急情况。因此，要回到真实的临床就必须回到证，回到能够回答疾病状态发生发展转归的转化因果关系上来。

证型是基于藏象及病因病机理论通过对四诊资料的归纳分析确定的。通过前面章节的分析，我们认为人体的生命系统并不是由微观物理实体决定的，也不是由细胞决定的，而是由基于生存目的性和稳定性的自上而下的功能关系决定的。因此，我们有理由相信四诊资料所揭示的生命规律一定不比基因少，且更可靠，况且作为发展微观物理实体的藏象及病因病机意义正在逐渐被认识。一方面，证是对人体特定阶段物理实体空间关系和动态趋势的认识和理解，对生命本身来说具有时间意义，刻画了疾病转归的趋势和条件。另一方面，证揭示的是一个完整的病机链，由于是由一组症状来定义证的，因此每一个症状都有其发生的原因，而且一组症状之间的关系反映了整个证型形成的因果关系。例如小柴胡汤证"往来寒热，胸胁苦满，默默不欲饮食，心烦喜呕，或胸中烦而不呕，或渴，或腹中痛，或胁下痞硬，或心下悸，小便不利，或不渴，身有微热，或咳者"，其病机为"血弱气尽，腠理开，邪气因入，与正气相搏，结于胁下，正邪分争，往来寒热，休作有时，默默不欲饮食。藏府相连，其痛必下，邪高痛下，故使呕也"。这里张仲景不但指出了小柴胡汤证的刻下病机，而且指出了其病机链，即"血弱气尽，邪气因入"，这不但告诉人们小柴胡汤的成因，而且明确指出了小柴胡汤证的下一步发展转归趋势和原因。因此，辨证不但要确定刻下病机，而且要确定刻下病机的前因后果，证对临床诊疗具有直接的指导作用。

由于辨证直接操作藏象和病因病机理论，它可以跨越病名的限制直接对疾病状态的关系模式进行刻画，从而明确疾病的刻下病机和前因后果。因此，可以设想一种模式：第一，在和病因病机理论下构建量化四诊资料的、四诊资料联系互动的动态证型模型，从而刻画人体的生长壮老已过程和疾病状态。第二，由于证是一个具有前后因果联系的节点，因此它一定具有不同的亚型，也就是具有病的意义，但是这个"病"是可以直接反映病机意义的，具有指导临床诊治方案建立的直接作用。所以，要对证型进行充分研究区分亚型，起码要区分出典型证型的起始阶段证型、典型证型和转归证型。第三，在辨证诊断进一步的发展的基础上，这样就可以对复杂的疾病进行真正的病机分析，在藏象和病因病机理论框架下定义其疾病本质，从而建立起辨证诊断为中心的疾病谱体系。例如，后面章节我们提出将恶性肿瘤定义为"关格"，局部与整体阴阳不能正常沟通成为总病机，而且对其全程治疗均具有指导作用，中医治疗不再限于被动的刻下病机的辨证论治，而具有整体方案的制备能力。

第三节　四诊的挑战——测量

一、中医诊断系统的挑战

中医诊断包含两个方面的内容，一个是诊断资料的收集，一个是资料的理解。其中诊断资料的采集几乎是完全可以标准化和客观化的，诊断资料采集过程中只有少部分的问题会改变那就是采集过程人工和机器的差别，这需要进一步矫正，这里矫正的标准和参照是个不能回避的重要问题。诊断资料的理解的问题在病证关系中讨论。下面仍然从主客交融的中医认识论角度探讨和分析诊断系统的发展思路。

主客交融的认识方法是中医学认识论最基本的特征，通过医患感官认识生命现象是中医学认识工具的基本特征。中医学认识方法和认识工具的结合获得了世界和生命现象的多层次、多元素的关系本体，对四诊资料而言，它既具有内部性即个体间的共性情况，也具有外部性即个体差异，认识一个症状的临床意义必须将两方面结合起来。构成关系的元素就是四诊资料和干预手段。四诊资料的不同组合对应着不同的病机和干预手段（药物和非药物）。

理解中医防治疾病的规律、发展系统化治疗方法就必须破解四诊资料的组合规律和不同组合的意义。第一层是尽可能整理感官所及的四诊资料，第二层是四诊资料不同组合的病机意义，第三层是在同一病机下定量每一个资料从而区分同一证型的亚型，第四层确定四诊资料组合对应的干预措施及其强度。通过这样的方法基本可以获得中医的内核。

第一层本质上就是个测量问题。望诊、闻诊和切诊资料可以通过声光电等物理方法或医生通过感官进行测量，获得定量和半定量结果。问诊资料可以通过问卷获得。这些资料的获取不但可以是横断面的，也可以是一昼夜、七昼夜甚至随着就诊次数的增加而获得不同季节、年龄的纵向四诊信息。这里有一个问题就是资料的个体化意义确定，也就是测量值诊断阈值的确定。传统上中医医生对这些资料的参考线本质上也是基于群体观察确定的，是承认齐一性的，多个个体出现相似的生命现象和临床现象就可以基本确定正常和异常的诊断，虽然没有进行定量表示而不利于没有相关经验的人进行准确比较，但不能否定事实的存在。因此，诊断阈值可以在选定的条件下从包含相似个体的群体中获得。

另外必须考虑到诊断阈值的个体化意义，例如同一个阈值在同一个体的不同阶段或不同个体意义截然相反，比如血糖 3.5mmol/L 对一些人可能意味着严重的低血糖；同一个相似水平的症状可能代表完全相反的意义，比如舌质红某一实测值对于个体是否达到诊断寒热的标准，这一点统计学是无法给出的，统计就是处理群体信息的。对个体来说只能前后对照，基于群体的诊断阈值只有间接参考意义，要明确测量值的意义就需要考虑更多的体内外因素，除了生物学因素外还要考虑职业、社会地位、性格心理、饮食、起居、地理等自然社会因素，以确定测量值对生命整体的利弊。但这时要评价某个阈值是不是针对该个体的真值，由于没有横向对比，无法得到证明，如果要获得纵向证明，就需要对该阈值在不受时间因素影响的前提下进行前后对照研究。

这里的时间因素需要如何衡量？其实可以转换为空间因素来解决。我们已经明确对于人的生命体来说时间是由空间因素确定的，也就是可以通过证型来确定的。相同的证型其实反映的就是相同的时间，这是相同的处方应对相同的证型获得疗效的基础。因此，对于特定四诊资料的个体诊断阈值的确定，在证型一致的基础上，是可以通过纵向对比进行的。这里的问题是可能出现了循环论证，那就是证型是由四诊资料决定的，证型不变四诊资料就不变。破解这个循环论证与破解横向对比的齐一性困难相似，即必须承认运动的绝对性和静止的相对性。静止性是事物之为本身的条件，也是生命存在的前提，考察生命时选择的研究对象几乎都是这种稳定性，因而具有相当程度的齐一性，它们在时间上具有相当程度的一致性。而运动的绝对性则是静止性中的例外情况，这既是绝对运动的表现形式，也是事物发展变化的原因。所以，纵向对比以主要的静止部分为对象，至于如何界定静止的内容则具有相当的主观性，无论是概率还是直接主观而为。但这是主客二元论导致的形式假象，如果主客交融，那么在认识上也许不但可以做到齐一性，而且可以分辨纵向对比的阈值真假，毕竟真切的理解可能比间接观察更可靠。所以，量和尺度就显得非常重要，模糊性非常重要，模糊性就是绝对性、噪声就是绝对性，只要在数量和尺度上的作用远低于静止性、相对性就不会影响对相对性和稳定性的把握。

第二层基于四诊资料进行随机不同组合可以形成天文数字般的组合，但是其中有意义的组合可以基于现有的文献资料进行。也就是通过病证理论、方剂和中医非药物疗法所对应的四诊资料组合可以筛选已知模型，构建出预测模型。这里有一个重要的问题，就是模型的内涵，如果基于四诊资料将人体、各种证型模型化，就面临着对模型的各个维度进行相对量化刻画的问题，也就是模型有意义的真实内涵。因此，建立基于群体和个体的标准模型成为这个问题的核心，有了标准模型就有了真正的测量尺，进而指导理论和实践的发展。基于群体的标准流行病学研究的经验是较为成熟的，而基于个体的标准模型由于要明确怎样的模型代表个体的正常值，同样需要纵向研究。

　　第三层和第四层可以结合第一层和第二层的方法进行确定。第三层的亚证型区分的重要意义在于丰富证的内容提高诊断分辨率。尤其是第四层不但可以确定方症对应，而且可以建立四诊资料强度与药物的量效关系模型和标准。

二、四诊及诊断的拓展——以寒热为例

　　从主客二元论的角度来看，四诊资料主要是客观资料和现象，这些资料是不需要主体感同身受来理解的，完全可以通过间接工具进行观察和记录的。这就是说，任何尺度和层次的生命现象可以通过一种相对稳定的工具来测量的，如四诊资料的声光电记录。因此，广义上四诊资料可以涵盖除感官感知到的生命现象外，间接测量的微观物理实体也属于四诊资料。但是我们很清楚，任何四诊资料必须在生命存在目的性的框架下，通过主客交融的认识路径，赋予藏象和病因病机意义才能被中医学所认识和理解，最终在中医理论的指导下服务于临床。正是基于这样的认识，我们需要对微观物理实体资料进行中医化，发展微观物理实体的藏象及病因病机意义。下面以寒热的辨证初步探讨一下这个问题。

（一）寒热的内涵

　　对于寒热的认识首先是源于气候和环境的主观体验，参考标准首要的是人，在医学领域应用最广。寒热不是生化指标而是医患的体验。寒热极为重要，是阴阳两极，可以包括很多中间状态，对生命现象以至万事万物有着广阔强大的概括能力。这种概括是一种直观而高度的概括，其逻辑方法是辩证逻辑而非线性逻辑。

（二）寒热的病机

　　寒热的病机意义主要指示相对于正常生理情况机体表现出的寒热分类病理情况。第一，人体是一个结构不平衡的生物体，寒热有

整体和局部的区分，同时人体也是一个有机联系的整体，整体和局部寒热本质上仍是整体的病理状态。因此，需要区分整体寒热指示的是整体上的寒热还是局部的寒热。局部寒热可以指示不同部位的寒热，如上热下寒、下热上寒、左热右寒、右热左寒、中焦寒热、表寒里热、表热里寒、手足经络寒热，也可以指示不同层次的寒热如气血津液、经络、脏腑寒热。之所以局部寒热存在，这是人体各部分相互联系的结果。第二，寒热具有性质和程度区分。寒热性质指的是虚实真假，寒热往来；程度指的是强弱，即热温平凉寒。具体的疾病状态往往是复杂的，因部位、性质和程度不同而互相交织，需要仔细辨别。

（三）寒热的诊断

热象：局部或整体温度升高，如高于平素或平均水平；红色征，黄色征；气味浓厚；机能亢进（神经、血压、心率、消化系统、呼吸、内分泌/生殖）；高代谢状态；主观热感。

寒象：局部或整体温度下降，低于平素或人群平均水平；白色征，青色征；气味稀薄；机能减退；低代谢状态；主观冷感。

这里有几个需要说明的问题。

体温，目前我们定义的体温主要是指平均体温，即以个体腋下、口腔或肛门等采样点的温度来代替，其取值来源于大量个体数据的平均数。实际上人体甚至组织细胞均是一个不均衡的整体，体温的维持主要是通过血液循环和各个局部代谢的能量交换实现的。由于组织结构和功能的不同，它们的温度必定不同，均有各自的温度变化范围和极端温度耐受范围。因此，人体不同局部的温度不同和变化是客观的，也是重要的生命体征。对于体温高低的界定，目前西医的界定仍是粗糙的，其临床意义并没有阐明。界定体温的高低，既要参考群体的平均水平，也要参考个体的历史水平，个体历史水平更为重要。加入时间、部位、群体、主观（医患）的维度，体温所表达的生理病理意义就更为复杂了。而中医学在这方面积累了丰富的经验知识。

颜色，人体提示寒热的特征颜色主要是红色和白（青）色。人体皮肤黏膜的颜色主要是血液充盈的结果，尤其是动脉血液。动脉血液充盈强化取决于血管的丰富程度和血液的多寡，动脉血充盈多则偏热，否则偏寒，而且自身对照临床意义更大。代谢产物如痰、小便的寒热标识颜色为白黄。

气味，主要是气较为客观，味主要是患者的主观感觉，可靠性差一些。

神经机能主要反应为精神、情绪、思维、肢体动态，亢则热卑则寒。

血压，高则说明调动血压升高的因素热，低则反之；心率、呼吸、消化、内分泌、生殖、血象变化、代谢、基因表达调控等亦同理。

主观冷热感，大体上有两种情况。一种为机体需要下的，即人体需要体温尽快上升或下降以达到内环境稳定，表现为恶寒或恶热；一种为非机体需要下的，是机体自发产生的寒热的不稳定状态，表现为长期而难以缓解的局部或整体的冷热感。

上述寒热征象既具有群体的平均特征，也具有个体的前后时间特征，尤其是个体的前后特征更为重要和具有临床价值。

为了理清寒热的辩证逻辑内涵，必须以线性逻辑推演，通过线性逻辑的推演矛盾之处便是辩证逻辑的关节之处。因此，临床上寒热的表象诊断在逻辑上不能与引起寒热征象的具体原因混为一谈，因为热引起寒、寒引起热、病理产物和组织结构损伤引起寒热变化是病机范畴中讨论的内容，不能将现象和本质混合。因此，寒热征象的诊断必须基于阴阳的趋势做出合理推断，其中出现的矛盾之处往往正是病机的本质所在。例如外感寒邪同时出现恶寒发热，揭示了寒邪收引阻滞气机、郁而化热和内热发动对抗寒邪的病机本质，也可以理解为人体对寒邪造成损伤的反应。

（四）常见寒热的病机分析

整体热：①腋下等局部获得的体温升高，伴或不伴患者主观上热感，伴或不伴汗出，触诊温度可能不高或很低。体温升高的原因可以分为虚实两方面，虚证可见阴虚火旺、阴血亏虚；实证可见外感寒邪、外感热邪、内生热毒、气郁化火、痰食化热、瘀血化热。脾虚发热根据李东垣所论当为脾气亏虚不能上输于肺，导致津气不能下输膀胱，郁而化热，热邪外蒸，肺气不固，热的特征是肌肤烙手、淅淅恶风。至于体温有没有升高不易判断。②自觉怕热而体温正常。这种情况可见于冲任虚损、阴虚内热，也可能见于脾虚发热，总之是热气蒸腾弥漫全身形成的。

局部热：①身体局部温度升高，可见于皮肤、肌肉组织的痈疡；无痈疡的体表温度升高，可能提示内痈或代谢亢进。②身体局部热感而温度不高，经络诊断在这方面有一些经验。

整体寒：①体温下降，临床可靠的情况是寒冷环境损伤。②自觉全身畏寒怕冷，尤其是四肢末端或唇口明显。可以基础体温正常低值，也可以体温正常或正常高值。可见于阳虚或气滞、湿困、血瘀。

局部寒：①温度下降，主要见于四肢、腹部、背部，病因常常为瘀血、水饮、气滞。②局部怕风冷，触之不寒，主要见于四肢关节、背部、头面，病因可见阴虚、伤风、血虚、气虚。尤其常见的是手足逆冷，气温越低越明显，这种情况从逻辑上可以认为是在寒冷的情况下血液更容易流向血供丰富的组织器官导致的，而为什么会这样呢？显然血供丰富的组织器官是维持生命更为重要的器官，这类似于休克，是人体自稳态机制起作用的结果，这些患者本质上按照气血不足更易于理解。

上热下寒：包括上焦（胸中）热下焦（脐至会阴）寒，膈以上

（胸中、头面、上肢）热膈以下（腹部、下肢）寒。热象主要是温度升高、红色征、自觉热、心烦失眠、肺热咳嗽、口苦口干、头晕如飞、汗出；寒象主要是脘痞、肠鸣、便溏清冷、足冷腿寒、腰酸腰冷、夜尿频多、小腹冷、月经推迟、痛经、精寒少欲。这两组症状为何在一个个体中同时出现呢？这时就要看寒热象的来源和成因。第一种情况是上焦本身病变，火热自生，可由于外感热邪、寒邪郁而化热、气郁化热、痰瘀阻滞化热；下焦相对寒。第二种情况是中焦气滞、食积，上焦郁而化热；或中焦亏虚，津气不能上承，上焦肺气不降，郁而化热；由于气津不能下达下焦，气不化阳，下焦发寒。第三种情况下焦虚寒或阴血不足，阳气不守，升腾于上，阳气升腾过度，下焦寒象自显。热容易伴随扰神、津伤、络伤疼痛、痰瘀阻滞。寒容易伴随痰饮、水肿、二便不固、气滞血瘀、经络失养、化热生疮等症状。

下热上寒：大小肠火热，脾胃虚寒等症状。

左热右寒：肝郁化火，脾气亏虚。

右热左寒：肺热肝寒。

中焦寒热：脾胃虚寒、运化无力。

表寒里热：畏寒、恶寒而发热、口干、咽痛、尿赤便干，即外感风热或肺胃有火、升降失常、肺卫不固。或肌肤冷而心肝热、脾胃热。

表热里寒：怕热汗出、皮疹红肿发热、脾胃虚寒。

手足寒热：手足寒已如前述。足热生理情况主要见于小儿，可能与人在少时命门火旺居于下，年长肾水渐衰命门元阳上腾，出现上热下寒有关。成人足热主要是湿热下注，由于火性炎上没有湿浊，火热直走于上而下必寒。另外，气滞血瘀组织经络郁而化热，火热不得消散而足热。手热按李东垣之说为中热上蒸。

经络寒热：主要是局部的痈肿疮毒，其与内脏或脏腑的联系、如何对应并不系统。民间有老中医诊寸口脉和按照经络循行确定病变脏腑，并在背腧穴进行治疗的理论和方法。

气血津液、脏腑寒热易于理解，此不详论。

真寒假热，真热假寒：诸寒之而热者取之于阴——假热；诸热值而寒者取之于阳——假寒。假热——①寒邪伤阴，气机郁滞；②寒邪伤阳，阴不气化；假寒——①火热伤阴，痰瘀凝滞；②火热伤阳，阳不能固。根据古代病案这一类问题诊断极为困难，除非是比较典型的情况：伤寒太阳病。而且用药或治疗措施截然相反，治疗风险极高，医案广泛记录的也是些急危重症。其实，寒热真假应该是一种很常见的临床病象。

寒热往来：主要还是见于外感伤寒、温病，而很少在其他内伤情况中出现。寒热往来的机理不外是正邪进退或正邪交争阳气聚散引起。

（五）中药的寒热属性

寒热温凉是中药四性。中药四性来源有两个方面。一为药物生物学特征。在寒冷环境下能够成长的动植物药物多数为热性，而在温热环境下才能生长的药物多为寒性。火中取得的药物多热，冰水中取得的药物多寒。从一般主观来看，色泽深黄、深红、纯白、味道厚重的药物多寒；色泽淡黄、味道甘甜的药物多热；质地轻盈的药物多寒，质地中等的药物多热。一为中药作用于人体的反应。药物作用于人体导致热象减轻或寒象增加的药物多寒，反之多热。一般情况下，如果遇到人体气机阻滞，则会出现热药助热、寒药助热，或出现热药增寒、寒药增寒，或用药后杳无音信的结果，这时必须消除引起气机阻滞的病因，如痰湿淤血气滞。另外，药物自身物质结构或阴阳构成的复杂性，导致药性寒热的多样性，受到用药量或服用方式、地域、剂型的显著影响。这些情况下，药物寒热属性的鉴定比较难，这会导致一些药物的寒热属性难以确定。

因此，药物寒热属性的鉴定十分困难，这也导致了临床上以药测证形成证与药性矛盾的困局。特别是从人体对药物的反应来鉴定药物的寒热属性很不准确，只有从药物的生物学特征来判定药物的寒热属性，可靠性才比较大。当然这个体系目前还不完善，需要进一步分类研究和细化，特别是多个特征结合起来判断。虽然表面上看起来这种方法较为粗糙，甚至原始，但是这符合中医的思维方式，并且执简驭繁，可以跳出物理化学的窠臼。

（六）总结

以上对寒热诊断和病因病机的分析，提示我们在中医理论的框架下，生命现象在不同尺度和层次下均可以表现为寒热属性，不同尺度和层次可以共同指向生命生存目的性的总要求，特别是局部与整体的寒热关系的理解是解决寒热问题、正确理解寒热内涵的关键，而且可以在逻辑上达到微观和宏观、物理实体和功能关系的统一。

第四节　关于中医治疗学——"治愈"还可能吗

一、关于治疗学

治疗是医疗过程实施的主体，是实现医疗目的的必经阶段。因此，治疗的首要原则是明确治疗的目的，这就面临"治愈"和"维持治疗"两个重要问题，这是临床现实。

"治愈"的内涵在于彻底消除疾病状态，主要是人体的生命秩序恢复至维持生命存在的平衡状态。这就涉及治疗学的两个关键问题，一个是生命过程的逆转问题，一个是病因的消除问题。

生命的进程能不能逆转呢？结合目前我们已有的知识，生命进程是总体不可逆转和局部可逆转的。总体上不可逆转对于既成生命体来说，在没有足够强的外在干预的情况下是几乎确定的，人体生命系统终难免一死。局部的可逆性主要是一定程度上改变生命秩序，可以在空间的层面上换取时间，在临床上可表现为抗衰老、增强人体的生命力，这是可以部分做到的。还有一种方法是通过消除病因纠正生命的不良运行进程，例如，消除维持恶性肿瘤存在的内在支撑因素，达到使肿瘤消退甚至转变为正常组织细胞的目的，使生命运行恢复到平衡状态。这两个方面的基础是生命体维持存在的自上而下的约束力，其来源是生命进程的驱动力。

消除病因的问题首先涉及对病因的理解和认识，一些病因是不属于生命体自身而外在的，一些病因是生命进程中生命秩序重塑形成的，一些病因是人体损伤后连锁反应形成的。但总的来说，病因应放在生命进程的整体中理解，这样就可以知道消除病因的边界问题，一些病因是可以消除的，一些病因是不能消除的，一些病因是可以部分消除的。方法上任何病因的消除根本上依赖于人体自身的免疫和生物转化能力，药物和非药物措施可以起到两方面的作用，一方面是直接损毁病因，另一方面是提高人体损毁和转化病因的能力。

"维持治疗"的内涵包括替代治疗和姑息治疗，这两个概念和思路是现代医学临床实践的重要方面，常见的慢性病如癌症、代谢性疾病、心脑血管疾病以及自身免疫性疾病等主要采取这两种方法。例如，目前甲状腺切除后甲状腺素治疗、肾衰竭透析治疗等是经典的替代治疗；糖尿病降糖治疗、高血压降压治疗、高脂血症降脂治疗、风湿病的激素治疗等则属于姑息性治疗，姑息性治疗是一种悬置病因的治疗方法和进路。另外一些针对病因的维持治疗例如持续的抗病毒治疗、控制肿瘤进展的化学和生物学治疗等。这些治疗是目前西医临床的主流方法，其主要问题是姑息治疗常常异化为病因治疗，例如将血压升高、血糖升高、癌基因过表达等等同于病因本身，这是有害于医学本身的。中医学的治疗学相较于现代医学的主体临床实践，其优势也主要在于对"治愈"的贯彻，而不是追求姑息治疗。例如将代谢性疾病归入"脾胃不运"，血压升高归入"肝气不舒"，癌症归入"阴阳不交"等系统中进行认识，并具有相对可靠的应对措施，显然具有系统性的优势。从根本上来说，过度专注于局部问题对于整体来说一定也是姑息的，没有真正执行整体约束力，甚至利用整体约束力达到局部目的，从而造成治疗的异化。反之过度专注于整体的生存约束力，就会激活类似"自身免疫"的现象，导致局部持续损伤，最终毁灭整体，同样是一种姑息疗法。现实的生命运动过程则是形成生命整体约束力"生长壮老已"进展过程稳定运行为主导的、以局部自由度为基础的动态平衡过程。因此，从治疗学的角度来看，避免姑息治疗异化为"治愈"，要在整体和局部之间取得平衡。

二、中医学治疗的靶标

靶标这个词，主要源于分子生物学，目前现代医学任何治疗手段在所操作的层次上，物理实体的静态靶标基本是明确的。现代医学治疗疾病是通过直接改变物理实体实现的，或者可以主要考虑物理实体的结构完整、数量足够，如果临床问题仍然没有解决就基本无能为力了。这种方法比较成功的是针对一些感染性疾病，在发病机制的解释和治疗方面取得了很大成功，对于复杂疾病如肿瘤、代谢性疾病、高血压、内分泌、精神神经疾病等也有许多成功的方面。然而，对复杂疾病仍然很难取得实质性的成功，甚至随着微观、介观尺度物理实体的鉴定，问题反而变得复杂而无所适从，许多研究实际上走向了无谓的物理实体结构和功能的解析，离开了医学本来的目的。例如，所谓的遗传、物理环境因素、社会多因素作用，由于缺乏操作复杂系统的模型和方法，很难得到真正的实施和取得实际的效果。由于十分重视物理实体的决定性作用，实证主义被过度信赖，面对未知疾病如 covid－19 就缺乏临床信心，需要实证才能确定有效治疗方法，这实际上非常被动，特别是这些病毒发生变异后又陷入新的被动。

中医学治疗的靶标是人和人所处的系统整体的秩序关系。首先是天人关系，天人关系主要表现为自然气候、昼夜节律与人体生命运动盛衰状态的凹凸互补关系。其次是社会系统下人的生命情感体验和起居、饮食、生活习惯的凹凸互补关系。最后是人体内部生命秩序格局，特别是脏腑运行导致的五神的状态和关系。对这些关系的干预操作其实是不依赖对物理实体的理解的，因此，即使是未知疾病，人体的关系状态总是相对已知的，医生不会不知所措、陷入恐慌。也正是因为中医学可以对系统、关系进行直接操作并取得预期的效果，所以可以在相当的广度和深度上治疗疾病和治愈疾病。一旦关系处理好了，人体系统就会重新进入良性循环，进入新的稳定达到治本、治根的效果，而不至于仅解决局部问题而没有处理问题发展形成的关系，导致停药则复旧或加重，即使治疗过程中也出现耐药和适应。

现在根据藏象五神理论分析一下中医学治疗靶标。藏象五神理论是藏象模型的核心，因为这个模型不但从根本上将生命运行的底层机制与整体目的性联系起来，而且将生命运行的整体目的性确定为神志，神志其实是目前已知的生命运行的最高形态，深刻反映了生命世界乃至现实世界震荡的整体发展方向。例如，人工智能的出现与其说是仿生学的发展，倒不如说是世界运行的必然方向的产物。藏象五神系统将脏腑经络腧穴气血津液等生命模型运行的最终目的归于神的产生，而神魂魄意志五神又以心神为最高层次，神既是生命求生存系统目的性的产物，也是生命存在的目的性和根本支持，有神则意味着有气，有气则意味着生命体在运行和发展。藏象五神模型深刻刻画了生命的有机整体模型。

因此，中医学从养身、防病治病和康复的中心靶标和根本任务就是恢复"神"，这也许就是《四气调神大论》作者的本意，也是"不治已乱治未乱"的本义。我们知道，神处于生命的最高点，它最为敏感,喜怒悲思恐是最容易受到环境影响的生命现象,即使天气阴晴也会影响它的变化。神志由气血直接控制,神志的扰动直接作用于气血,物理上引起神经内分泌的即时变化,气血的变化也直接影响神志,这是众所周知的,不论。藏象五神模型告诉我们治疗神志疾病,可以从两个方向入手,一个方向是调治脏腑和气血,一个是直接调节神志感应脏腑和气血,这显然是非常正确的。中医学治疗疾病的靶标就是生命秩序本身,在药物治疗方面,基于取象比类以药物的自然秩序来纠正人体的秩序紊乱,或取药物的物理之象,或取药物的发生之象,或取药物的制备之象,或取其气如巴豆制楝,或取其味酒制地黄;行为疗法同样是以与疾病生成的相反的方法来恢复生命秩序,如禁食应对食积、戒色疗房劳、倾诉疗郁。

三、中医治疗学的内涵

治疗就是调节生命秩序损伤的过程,而任何治疗都是以人体生命秩序的即时格局和整体秩序相变趋势为依赖的,损伤最终修复的实现在于通过对生命即时格局的不断调控,达到生命秩序运行于整体生存能力允许范围内的目的。在生成论下,治疗的极限就是生命秩序格局适应的极限,不同的生命阶段有不同的生命秩序格局,不同的生命走向不同的结局,治疗是有限度的,不是无限的。

治疗康复是临床过程的最后步骤,这里必须明确康复是最重要的,广义来讲,治疗过程也是康复的过程,这里的前提在于任何措施必须基于人体机能本身,任何干预必须依赖于人体自身的机能,人体的自愈和康复功能是医疗过程的根本。因此,干预的补泻作用是基于人体的反应性而言的,不论补泻必须作用于人体的物理成分,最终达到调和人体系统关系的作用,所有补泻药物都以作用于人体为基础,长期来看,如果没有人体自身的容错和调节能力,无论补泻均会消耗人体的物理基础,造成损害。补药补的不是人体需要的物理成分,而是人体不足的关系功能;泻药泻的也不是人体的物理成分，而是人体亢进的功能。从这个角度来讲，中医治疗学的本体是气运行的关系状态，中医学的世界观、价值观和方法论的着眼点在于关系、功能和气即生命秩序。

正是基于这样的认识，那种按照线性逻辑寻找中医疗效物理基础的研究方法不容易成功，因为基于一些词汇的表象干扰很容易误入歧途。例如对血虚证闭经的治疗，阿胶补血的物理基础一定不是增加红细胞；同理，对于骨髓抑制或造血障碍的治疗采用阿胶或四物汤进行补血治疗也不容易成功。进行这样的研究必须明确，血虚这个证素是由四诊来刻画的，而不是由造血功能来刻画的。血虚证的临床现象包括如下几组：唇面舌色淡；视物模糊；睡眠维持困难、心悸、健忘；月经量少或清稀甚至闭经；脉细左关沉涩等。显然，人体的众多物理实体与这些症状相关，但很难说与造血功能障碍有必然的联系。对中医学的所有证型概括进行物理实体定位研究均面临这样的问题。那么如何进行相关研究呢？

要回答这个问题，我们必须明确我们真正的研究目的是什么。通常这一类问题的现代研究目的包含两个方面，一方面是证型或证素的物理实体研究，另一方面是干预手段的物理实体和气产生疗效的物理实体。这样研究的底层逻辑是按照还原论思想跨越宏观和微观的因果关系的鸿沟，其积极的意义在于，一方面增加辨证论治的物理解释，另一方面可以通过物理指标的检测增加证型的辨证准确性。其消极意义也是显而易见的，这种试图通过仅有的生物物理指标和理论替代辨证论治是典型的刻舟求剑、缘木求鱼，不论分子生物学发展迅速、物理指标日新月异的现实，这种理论的平行替换从长远来说于中医学的发展无益甚至有害。

因此，我们的研究目的应该是提高辨证论治本身操作临床现象和干预手段的效率和能力。在此我们必须回到中医学的关系生成论世界观，辨证论治所刻画的诊断是关系、功能的状态，本身也具有形而上学的性质，它所要达到的效果是人体整体功能的平衡和需求。

要知道功能的实现并不是主要依赖于特定的物理实体，任何物理实体，包括非生理性的物理实体如人造植入材料，一样能够实现生命所需要的功能，不但如此，即使某一特定结构的人体物理结构如某一功能蛋白分子或功能分子系统，也会因为人体的不同状态或个体的异质性发挥截然相反的作用，例如免疫系统就具有抑癌和促癌的双重作用。所以，提高对关系本体的把握能力，提高明确特定物理事件存在的直接相关的多个因素的能力，才有可能提高辨证论治操作临床现象的能力。

　　讨论这个问题时我们仍然得回到一种时空观，空间是连续绵延的物理，物理事件是不同视角如关系视角和物理事件视角下物理运动震荡的结果；时间则是相对的，时间是物理事件本身所处的关系状态，是由相关物理事件共同决定的。这就是说如果要精准确定一个物理事件的时间状态或功能状态，必须尽可能多地明确参与该事件的所有因素。简化的方法就是区分层次，在特定层次穷尽所有的事件，然后分析这些事件的因果关系。在生命科学中，还原论方法操作的层次是物理化学分子，因此就要穷尽微观物理化学分子，然后通过分析这些事件的因果关系明确不同层级系统的状态，显然这是一种极端简化的方法，实践表明这是很难做到的。原因至少有两个方面，一方面由于微观物理化学分子事件本身刻画其实受制于更低层级系统的不可逆事件影响，另一方面由于微观事件通往更高层级的过程充满随机不可逆事件，因此其对高层次事件的后果也是不确定的，最终导致难以确定宏观生命现象的时间状态。辨证论治处理这个问题目前主要还是依赖于宏观生命现象，而对这些现象的刻画词汇本身就是关系或时间。例如自汗、恶风、脉缓，三个词均指向关系状态，每个词都对应复杂的微观物理化学事件，而这些事件本身不但具有不确定性，而且同一事件往往导致多种不同的后果，例如自汗所对应的物理事件一定是多样的，多种体内失调均可以导致自汗，自汗本身就是一个关系事件。辨证论治同时处理的是自汗、恶风、脉缓三个关系事件的关系，具体是这样处理的：自汗的机制是阳盛迫阴，恶风的机制是风邪驱动，脉缓是气虚不鼓，结论是气虚受风。症状间的关系如下：自汗的阳盛是风邪而不是其他热邪，自汗是由中气亏虚的体质决定的。处理上生姜炙甘草大枣补中益气、桂枝温表祛风、白芍敛阴。显然，通过比较两种方法，我们可以清晰地看到辨证论治确定关系状态是在宏观现象的层次上，其操作的现象元素本身也是大量不确定的微观物理事件的系统关联结果。但关键是操作这些现象时关注的元素不是物理事件本身而是物理事件间的关系，例如自汗、恶风、脉缓，只有确定了三者的互相解释关系才能明确诊断，而不是在三个症状各自的发生机制中寻找，这显然是十分高明的方法。

第六章　中医药学理论

第一节　到底什么是"中药"

到底什么是中药？一个准确而含糊的理解是中医理论指导下运用的药物就是中药。准确性在于没有中医理论的指导运用的药物是谈不上中药的，任何药物和治疗手段只有能够被中医理论指导或能够用中医理论直接操作才是中药，这无关是中医医生还是西医医生，也无关药物是中医来源还是西医来源。这个准确性内在地确定了中医必须是中医本身，不能超越自身的边界，如果脱离了中医自身的特征就不再是中医。从生物多样性的角度来讲，中医自身的存在并以自身的视角观察和认识生命给人类医学留下了一个可贵的探索生命的视角，也给人类留出了一扇新的希望之门。中医之所以成为中医，中药之所以成为中药，必须在比较中明确自身是什么，否则只能走向生命构成论替换生命生成论的理论平行兑换，不但无益于中医的发展，而且在通往灭绝中医的道路上越走越远。这是中药的定义给我们的最可贵的启示。

就现实来看，中药的这个定义还是模糊的，"中医理论"的边界是不明确的。几千年中医学的发展，中华大地上的医学不只中医学，还有少数民族医学，即使在汉族中流行最广的医学实践和形式也不尽然全是中医学理论所能够涵盖和操作的。中药的形成是一个历史过程，第一步是药物与症状必须形成对应关系，而这个对应关系的形成以开发现代药物是基于化学分子或药物刺激机体产生的化学物理分子与人体或微生物体细胞（表面或核内）分子结构的可结合性来实现的，在古代中国医学的传统中主要是基于法象药理学和生活经验或主动或被动实现的，而现代西医药大量涌现对中药的发展来说其实省去了很大的试错阶段。第二步就是用中医理论分类和规定药物的功能定位，并在实践中不断完善。这就需要明确中医学的理论边界，中医学在理论上必须能够明确区别于其他医学，形成自身内部的世界观、价值观和方法论，不但内部逻辑是自洽的，而且可以独立进行逻辑严密的理论推导和有效指导实践过程，并在实践过程中得到理论和实践方式的发展。当前中医理论的模糊性在于误将中国清代以前历史中的以岐黄名义的所有医疗理论和实践完全包容在中医学内部，认为所有中医背景的医生的医疗实践和成果都是中医学，这显然是不合适的，极易造成理论的混乱。

因此，目前中药的内涵有其模糊性的一面，消除这种模糊性必须明确中医理论的边界，基于我们的考虑，中医理论与现代医学的主要边界就在于其生成论的世界观，以秩序为本体而不是以空间实体为本体，获取和明确一种药物与生命现象的阴阳五行、脏腑、气血津液的表里阴阳寒热虚实关系，才能实现中医理论对该药物的直接操作，完成一个药物的中药化。

第二节　法象药理学与功效药理学
——谁是决定者

法象药理学是以药物的自然特征与人体生命现象的凹凸对应来解释药物功能、选择药物组合方剂的方法，张元素《医学启源·药类法象》是法象药理学的主要代表。这种药理学是中医传统上的主要药理方法和理论，也是药物功能发现和解释的基本方法，中药的功效、四气五味甚至中药的名称的最初来源都是法象药理学。法象药理学的药物发现和选择思路是典型的取象比类思维方式，也是中医学关系本体论"法于自然、和于术数"、天人相应方法论的重要体现。

法象药理学所根据的药物自然特征不仅限于形态，还有药物的颜色、气味、质地、动植物药物部位、不同生长发展时期的动植物、药物的制备手段和过程、药物所处的不同地理气候、药物的自然形态，尤其是药物的人体反应以及上述不同自然属性的综合等。分子药物其实类似于中药中的金石类药物，其外形和自然特征已经难以判断，只能通过人体的反应现象来进行中医认识，对这些药物的中药化主要依赖其药理现象。法象药理学基于外向型的、协同性的、非对抗性的、重求同不重求异的认知思路，本质上是在处理和操作人与环境的关系，是中医学关系本体论世界观的具体表现形式。

人生于天地之间，与天地形成系统关联，天地存在的稳定目的性导致万物感应，万物形成与人体相似的现象本身就反映了万物与人的联系和同一性方面，它们共同按照天地的运行的目的性发展和演化，因此才出现了人与万物的相似性。如果不承认这种同一性，那么药物研究中采用动物实验就显得很愚蠢，动物实验如果不是建立在取象比类的认识基础上，其实是很难理解的。中医学承认事物的广泛联系性，承认世界的关系本体，承认同气相求就不可能放弃法象药理学。放弃法象药理学是还原论的基本思维方式导致的，是不承认宏观决定论，不承认宏观现象间的同一性导致的。

当然，必须注意法象药理学实际上是不能滥用的，法象药理学也是一种形而上学，任何形而上学都面临着实践检验的问题。例如"烧裈散"就可能是法象药理学使用不当的例子，类似的例子实际上很多。关于法象药理学的弊端，长期以来中医学内部因为不能深刻理解生成论世界观和感应的深刻意义而对此讳莫如深。因此，我们必须正视法象药理学，站在中医生成论世界观的高度上正确认识它的重要价值。

由于只看到法象药理学的弊端，特别是基于机械实证主义、物理主义、微观决定论、物理实体唯一性思想，目前中医学在表面上放弃了法象药理学这种重要的方法，提出功效药理学取而代之。① 功效药理学是基于药物作用于人体产生的功效反应为依据的，中药的发现方式不再依赖于药物本身的自然属性，如穿山甲的功能不是依赖于穿山甲善于穿石打洞的自然特性，而是依赖于人体服用穿山甲后产生的临床效果。显然功效药理学仅仅是法象药理学的分支，远不是全部更不是唯一。其实在中药发展的历史上，这两种方法是互为补充使用的，坚持实践检验反馈形而上学一直是中医学的重要方法。法象药理学是功效药理学发展的基础，目前放弃法象药理学而独尊功效药理学有着时代的要求，不能将不明的物质直接用于人体，至少应该有动物实验来探索一种新物质的生物安全性，这无疑有其一定程度的进步和合理性。但我认为也不能放弃法象药理学，法象药理学的哲学基础是生成论视野下万物的感应联系本质，类似于社会现象中的"一见钟情"。当前对于中药的发展，我们可以根据法象药理学初步筛选目标药物，例如治疗肺部疾病我们可以找到一种形态与肺叶相似的植物"肺形草"，在进行动物实验证明其生物安全性和宏观药理作用后，可以在人体试验该药物对肺部疾病临床现象的调节作用，最终明确肺形草的中药属性和功效。

法象药理学向功效药理学发展是中药成药过程的必然，但是需要重构功效药理学的功效基础。目前将中药的功效固定在药物的化学质谱，表面上看起来非常科学，但是站在生成论的视域下，如果将中药的基础锚定为化学质谱，实际上是构成论对中药的阉割。中药和方剂的功效本质是其对应于人体生命秩序格局的格局，中药这

---

① 张廷模. 中药功效学 [M]. 北京：人民卫生出版社，2013：1-5.

种格局蕴含在药材本身的种属来源、用药部位、生长环境、采集、存储和炮制的整体过程中。一方面中药的化学质谱测定是选择性呈现的，另一方面质谱格局并不能完全对应中药的功效格局，美国耶鲁大学药理学家郑永齐对黄芩汤的研究就表明复方中药的化学质谱并不能决定复方中药的功效。[①] 而且中药功效的多重实现是临床的普遍现象，完全不同的药材具有相同的功效并不在少数。这说明化学质谱只是中药功效的表征之一。

第三节　中药的质量控制理论
——保存那种"关系"

一般而言，中药质量控制涉及两个层面，第一个层面是物理层面，即中药的自然特征，这不仅包括形态学、化学质谱，也包括药物的生长采收等自然过程的控制；第二个层面是基于药效的控制，药物必须具备已知的功效。如果置于中医学的关系网络中，置于中药的内涵中，中药的质量控制应该如何考虑呢？

中药是工具和手段，基于关系本体操作中药，中药能够表达关系思想和系统目的性是第一位的，如何保证和提高中药的这种能力显得尤为重要，中药的质量控制甚至中药的发展，根本上要以实现中医临床思想模型为目的。因此，在第一个层面上，中药的发生、成型和制备过程必须得到相对严格的控制，第一个层面是保证中药具有其本身自然属性和特征的关键环节，否则取象比类、法象药理学将失去其基础，辨证模型所需的关系无法正确建立，干预反馈难以正确建立，疗效的控制就十分困难。第一个层面也是中药物理

---

① LAM W, REM Y, GUAN F, etal. Mechanism based quality control（MBQC）of herbal products: a case study YIV－906（PHY906）. Front. pharmacol, 2018, 9: 1324.

实体资料完整的基础。第二个层面是药物物理实体谱系的控制，这个层面是目前中药学研究受到物理主义影响最深、发展较为充分的层面。但是这个层面面临的问题首先是无法完全获得中药的物质谱系，药物化学质谱与临床疗效并不能很好对应，导致基于质谱的质量控制失效。其次是质谱无法准确还原中药的发生自然属性过程，也无法刻画药物与辨证模型的感应关系，很难被辨证操作。如果通过质谱数据构建可视化的、自然模拟的药物发生、成型、制备特征，建立质谱与证素的直接对应关系，例如基于特定的质谱特征构建出可以取象比类的可视化关系模型，并与寒热阴阳虚实五藏气血津液关系模式对应，就可以被中医临床直接操作。这样的质谱控制可能更有助于中药的质量控制，实现中药质谱质量控制的真正作用。第三个层面，中药的质量控制的基础是四诊资料采集和描述的标准化、定量化，也取决于证素的标准化和定量化，而且这个定量化和标准化主要是基于个体的，群体人的四诊资料的标准化和定量化仅起一般参考作用。这对于目前基于群体的标准化方法的确是一个巨大的挑战。

所以，中药的质量控制必须走出物理实体主义的困境，走向个体化、关系化的质量控制。

第四节　中药的剂型理论——改变药性的方法

丸散膏丹是中药剂型的简称，其实还有汤剂、锭剂、油剂、烟剂、注射剂等。制备这些剂型的目的各不相同，丸剂效缓适用于慢病久服、散剂效果迅速且服用方便、膏剂外用贴敷、膏方口味适宜且适合慢病、丹剂适用于贵细药材和有毒药材吸收迅速且量小效宏、汤剂取效快调剂随意、锭剂内服外用的贵细药材、油剂外用、烟剂闻香。中药注射剂相对于传统中药是较为新的剂型，静脉血管直接给药，首先是效果迅速，以十数秒或数分钟起效，例如参附注射液回阳；其次是静脉给药作用效果会发生一定变化，例如一些药物静脉给药热性会降低而补气力量不减。

关于中药剂型之间的理论并没有因为剂型不同导致的人体接触药物的成分不同而不同，所有的剂型所遵循的都是辨证论治，药物的寒热阴阳补泻能力各种剂型是通用的。这一点按照物理主义是无论如何都讲不通的，但是按照法象药理学和关系本体论方法，我们可以看到中药剂型并不关注化学成分，关注药物的实际功能，功能即关系，直接对关系进行操作，剂型也是一种"象"，药物功能如何实现治疗目标是剂型选择的唯一依据。

第五节　方剂组合的理论——"对证"还是"对症"

广义上方剂的组合理论可以称为治疗方案，这是在对特定疾病发生的内外原因、发展过程的由轻到重、由重到轻病机链以及转归预后的由轻到无、康复过程病机链的全面理解基础上形成的。可见广义方剂主要是针对时间历程的病机链制定的，包含若干方剂、若干治疗手段和饮食起居宜忌等康复措施的完整治疗体系。

狭义的方剂则指单次中药调配处方。单次处方调配的主要理论指导是基于病机的"君臣佐使"理论，这本身是基于人体内部整体关系和人与环境的外部关系建立的，例如方剂还根据功能、结构的十剂（宣、通、补、泄、轻、重、涩、滑、燥、湿）、七方（大、小、缓、急、奇、偶、复）分类等。具体内容颇为详细丰富，在此不论。

这里我仅针对方剂组合的一些具体问题进行分析。君臣佐使的组合首先是组合一个有机的方剂，例如一把大刀由刀刃的锋利、刀体的重量、刀把的控制来实现功能，君为刀刃、臣为刀体、佐使为刀把，回到一个具体方剂如小柴胡汤，刀刃为柴胡，刀体为党参、生姜、炙甘草、大枣，刀把为半夏、黄芩，这样才能实现小柴胡汤这把大刀切割少阳证的整体作用。我们探讨的是为什么选择柴胡、黄芩、半夏、党参、生姜、炙甘草、大枣这样的组合，这里有两种解释，第一种解释是七个药物对应七个症状，柴胡对应寒热往来、胸胁苦满，黄芩对口苦咽干，半夏对目眩心烦喜呕，党参、炙甘草、生姜对默默不欲饮食。第二种解释是七个药对应寒邪在少阳半表半里、痰热互结、胃气不足三个相互相关联的病机。如果遇到加减也就是增加新的症状或病机，如果小柴胡汤的格局没有根本性改变，即主证和病机没有改变则直接针对症状加减；如果病机格局发生改变，即主证发生变化如呕吐取代寒热往来变为主诉就需要改变君药，将柴胡变为半夏和生姜，甚至去柴胡重用旋复花、代赭石等。

无论哪种变化，其底层逻辑显然是药物与症状或疾病的对应，主诉的症状是什么就选择什么样的药物，有一个症状选择一个药物，主诉的症状越重，同类药物的种类和剂量越多，最终形成一个药物与症状对应的集合，这就是处方。这种处方方法最为常用，也就是典型的方症对应，如果按照症状组群来选择处方又可以成为方证对应。这是一种组方的基础方法，也是方剂形成的最初形式和路径，其重要性和实用性不言而喻。也成为后世"方证对应"和"方症对应"临床处方的基础。这种处方方法面临的主要困难是在处方脱离理论的情况下，患者寒热阴阳气滞血瘀痰饮等诸种症状可能同时出现，而且这些症状还有各种时间规律和特定诱因。如此一来，按照症状或症状群与药物对应的方法所构建的处方由于缺乏与病机秩序的真实内在联系，实际作用并不稳定，例如五积散效果虽好但历来备受这方面的争议，清代张璐提出："但杂合复方，原不拘全用，如无血病，无藉芎、归；设不咳嗽，何烦枳、桔？若非头痛，都梁奚取？苟或有汗，麻黄安施？要在临床谛审出入，斯可与言复之妙用也。"[1]

为了克服上述困难而发展的"理法方药"系统化组方方法则面临理论脱离实际的困难。这种方法将症状或症状群独立认识，构建不同症状或不同症状群的各自病因病机，然后考虑这些病机的内在因果关系，从而构建相应的君臣佐使关系，以取象比类或功效方法选择药物组合方剂，同时如果能将个体生命秩序格局甚至天地社会的秩序格局恰当考虑，就成为理想的方剂。《辅行诀脏腑用药法》和《辨证录》在这方面进行了一定努力，具有一定代表性，但是由于过于理想化，实际效果与预期往往难以吻合。后世李东垣基于《素问·经脉别论》的"饮入于胃，游溢精气，上输于脾，脾气散精，上归于肺，通调水道，下输膀胱，水精四布，五经并行"，构建了脾气不升导致精气不降，从而导致郁热内生的病机系统，用于解释慢性恶风寒发热脉洪为主症的疾病，代表方剂是补中益气汤、升阳益胃汤、升阳散伙汤等。然而实际临床上很少按照李东垣《脾胃论》记录的方症对应进行处方，例如补中益气汤证与白虎加人参汤证的临床表现很难区分，而且补气升阳的理论更多被解释为补气养血。李东垣自己也在《内外伤辨惑论》中对外感和内伤的区别进行了大量论述，以在理论上对这两类疾病的病机进行区别。究其原因就在于基于《素问·经脉别论》这一模型实际上难以直接推出"气虚发热"的疾病状况，导致理论和实际脱离。

此外，还有一类组方方法就是"验方"组方法，这种方法可能是方剂组合的最古老的方法，那就是"药"直接对应"不适"，这里的药和不适都是广义的，"药"是干预手段，"不适"可以是症状，也可以是疾病。其实这种方法长期存在于临床中，除一些民间中医外，专注于现代药理学的研究人员组合中药方剂所采用的就是

---

[1]　张璐. 伤寒绪论［M］. 北京：中国中医药出版社，2015：216.

这种方法，中西药临床结合也是这种方法。这种方法看似理论性不强，却是"中药"的重要来源，处于前理论阶段的组方方法。

这些组方方法都不尽完美，但都是临床的主要实践方式，几种方法交叉使用不断锤炼着每一个中医临床医生。

当然还有许多方剂是很难用现有的辨证论治理论操作和理解的，这样的方剂其实占大多数，反而我们能够进行辨证解释的如《伤寒论》113方基本可以按方症对应解、《医宗金鉴·删补名医方论》200首、《方剂学》教材400首左右，相较于《局方》、民间验方可谓九牛一毛。而且这些方剂或极简而药轻，或极简而药重，或组方庞杂药物剂量有据可循，或完全无据可循。而对这些纷繁复杂的方剂的组织规律理解和方剂的运用，通过基于生成论的中医理论进行挖掘认识是中药学发展的重要方面。因为在生成论下，生命秩序以一定的方式呈现，这些难解的处方实际上对应了一定的生命秩序，或在剂量，或在药物剂量比例，或在杂糅的药物配伍中隐含着这样的秩序，或易于理解，或仅仅制方者在主客交融的情形下理解的只是模糊的直觉。

站在生命秩序的世界观下，方剂的组织一定是个有机集合，这个集合以症状为基础，是明线，症状之间的主次和因果关系所形成的病机链是暗线，明线是标，暗线是本。处方的组织应根植于病证的完整病机链，而不是即时的症状。这样才可能最大限度使处方与生命运行的秩序相搭配互补。

第六节　中药剂量的思考——一种巧妙的"匠心"

中药的剂量包含两个方面的含义，一个是药物的绝对剂量，一个是药物的相对剂量。

绝对剂量是药物相对于一定生命秩序纠偏的绝对量，在这个层面上绝对剂量也是相对的，这个量的范围和边界如何确定的确非常困难。例如黄芪补气，成人有据可查的单次剂量范围为 10～500g，[①]补阳还五汤治疗偏枯中黄芪的量都达到 240g 以上。岳美中用金钱草 210g 治疗尿石症。[②] 伤寒论中柴胡最大量也用到八两（120g）、桂枝五两（75g）。张锡纯经常以大剂量的药物治疗疑难疾病，例如山茱萸二两以上固脱。[③] 至于附子、石膏、牛膝等药物的临床最大剂量都超过 100g 甚至 500g。药物的大剂量使用并没有明确的标准，其依据完全在于医者对生命秩序紊乱状态的即时理解和把握，这是一种内在依据。在现代药理学中，中药成分进入血循环不但有选择性，而且比例相当低，大剂量的药物摄入可能增加某些稀有成分的血药浓度，使成分足够，这些成分足够多的情况下，也可能作用于胃肠道进而发挥作用。这里的问题在于巨大的剂量是有边界的，也就是如何理解和把握相对精确的量效关系，人体不同状态下所能承受和发生秩序逆转的范围要有一个相对明确的标准，这显然是一个重要的问题。

从临床实际来看，中药的绝对剂量的波动范围的确很大，一般成人对一般无毒药物的起效和耐受剂量，在证型允许的情况下，水煎服一日剂量 30～500g 都是可能的，并且随着病机的加深和相配伍，药物药效的需要剂量是增加的。这里比较有意思的问题还是人体到底能够承受某药的最大剂量以及何种病机情况下需要的剂量值，理论上这是可以确定的。

上述是单次药物剂量的增加，另外，还有药物的持续时间，即累积剂量的问题。关于累积剂量，肿瘤治疗中的放射治疗是较为典型的累积剂量方法，其依据是累计剂量下达到一定量的肿瘤灭活的

---

① 孙其新. 李可临证要旨 1 [M]. 北京：人民军医出版社，2011：219.
② 刘雪强，马治国. 名老中医用药心得：第 4 辑　名老中医学术经验传承 [M]. 北京：人民军医出版社，2015：108.
③ 张锡纯. 医学衷中参西录 [M]. 太原：山西科学技术出版社，2009：210.

目的。一般疾病的治疗目标是一定的生命秩序失调状态的逆转或再平衡，达到这个目标需要的药物总量和持续时间就构成药物的累积剂量。这个"目标"概念是传统上的主流疾病概念，也就是多数疾病都是生命过程中的有限集合，可以通过逆转或再平衡消除疾病的影响，也就是"治愈"。进一步拓展，在治愈之下还有次级的医疗目标，达到特定医疗目标药物不但具有单次的剂量问题，而且具有累积剂量的问题。这取决于人们对生命秩序紊乱的理解把握，例如现代医学治疗高血压、糖尿病、高脂血症等这些疾病，治疗的目标主要是降低血压、血糖、血脂水平，通过单因素控制部分降低终末问题的发生率，这和疾病"治愈"的目标是不同的，也不能把单因素指标作为这一类疾病治愈的目标。如果把这种控制症状的治疗作为治疗目标，那么，药物的累积剂量就实际上不存在，患者处于终身服药状态。

在中医临床中，医生更容易关注药物剂量的增加，包括药物种类的增加，而容易忽视药物剂量[1]和种类的减少。降低药物剂量最为极端的例子是 18 世纪的德国医生塞缪尔·哈内曼（Samuel Hahnemann）创立的顺势疗法，[2] 将药物稀释到极低的状态，几乎不再具有药物作用的物质基础，声称具有治疗效果。但中医学始终坚持药物实体的疗效实在性，所以降低剂量在中医学中并没有得到发展和理解。降低药物剂量在节约药材、中药材质控等方面都有重要意义，值得深入研究。

相对剂量就是处方的药物比例，这是方剂内部的问题。一般的中医操作是根据病机的模式——气血阴阳、脏腑功能以及邪气的盛衰模式进行处方药物比例的配制，这种配制通过药物之间剂量的比

---

① 余焯燊，梁展耀. 临床应用小剂量中药处方的思考［J］. 中华中医药杂志，2022，37（11）：6522－6524.

② 张群策. 顺势医学的诊治特点及其对中医学的启示［D］. 北京：北京中医药大学，2012：11.

例来体现。临床上，也会根据症状程度调节药物比例。进一步涉及药物的增减也是同样的问题，例如一个经典处方效果良好，那有没有存在调整药物剂量、比例甚至药物种类的可能性呢？换一个思路，方剂的作用具有多重性，生命秩序的逆转和再平衡也具有多重实现性，对于治疗同样的疾病，药物剂量比例和种类调整的可能性是存在的。药物相对剂量的操作需要比单纯剂量的调节需要更多的症状和病因病机信息与可靠的临床经验，并且更加挑战临床思维和创造性。

第七章 几个疾病的分析

本章将分析和讨论一些临床病症，以说明生成论的实际应用，并对其中的诊断和治疗难点提出问题和可能的解决方案。这些病症的选择既有西医病症如高血压病、糖尿病（代谢失调）、恶性肿瘤，也有中医病证伤寒、温病、痹症。文章试图通过中西医典型疾病对比的分析，厘清关系本体论的理论视角和实践拓展。

第一节 伤寒——伤于寒

本节讨论的伤寒即《伤寒论》中的伤寒，也就是伤于寒引起的外感疾病。《伤寒论》长期以来受到广泛的关注和重视，尤其是宋代以降注家辈出，清《医宗金鉴》已将《伤寒论》作为中医基础教学的常规和基本，新中国成立以后特别是近20多年来，《伤寒》热不可谓不引人注目，其重要性不言而喻。本节不再赘述，而是基于关系本体论探讨《伤寒论》的关系模型。

伤寒顾名思义就是受于寒产生的急性外感疾病，或者说伤寒就是人体对抗寒邪的过程，因此，重点落在伤寒。寒邪是自然六气之一，但并不是每个人都容易患伤寒，不管是寒冷的环境，还是炎热的环境，都有一定的伤寒患病率。这就是说，寒邪只是自然之气，患不患伤寒是由个体决定的，但患病后基本都会经历相似的临床过程。这时我们就必须思考患伤寒的原因，这一点《伤寒论》讲的并不是很直白，而且仲景主要侧重于症状与方剂的对应，对病机链的解析主要用六经描述，以表明疾病的层次和病位，病机解释也很少，仅有"胃家实""客热，不能消谷""以其行经尽故也""脾不能为胃行其津液"等，即使六经欲解时也是直接记录结论而无机理分析。因而，注家甚众各有要领。以下我将按照自己的理解和临床体会分析"伤寒论"的模型。

首先，伤寒是自然寒冷气温引起的疾病，因此这是一个天人相应的模型。前面章节的分析已经明确，人与天地是阴阳凹凸互补的对立关系，天热人寒、天寒人热……，也可以理解为先天八卦和后天八卦的关系，这一点仲景在六经欲解时中已经直白地讲了出来。这就是说，寒邪往往从皮毛或胃肠直接伤及人体，人要预防伤寒就必须增强人体的卫气，这也是后世认为仲景崇阳的原因所在。卫气产生于脾胃，脾胃损伤是导致卫气不足的直接原因，寒邪也是损伤脾胃最常见的原因，因此，固护脾胃阳气、维持脾胃运转成为伤寒治疗的中心环节，这就是《伤寒论》113 方的基础方为"炙甘草、大枣、生姜"，实为补中益气、增火助运之法的病机缘由。至于麻黄、桂枝、柴胡、附子等君药实为透邪外出之使药，至于茯苓、白术、人参、细辛、半夏、黄连、黄芩、大黄、芒硝等均为因变证而设。这是《伤寒论》最重要的关系模型，也是《伤寒论》之谓"伤寒"的直接原因。

其次，关系系统以脾胃为中心。一方面寒邪伤卫气就是损伤脾胃；一方面遵循《内经》的脏腑系统"饮入于胃，游溢精气，上输于脾，脾气散精，上归于肺，通调水道，下输膀胱，水精四布，五经并行，合于四时五脏阴阳，揆度以为常也"；一方面气机升降出入为脾胃之气得肝气而升、得胃气而降、得肺气而出、得肾气而入。寒邪伤卫气可能会导致表闭之发热恶寒、肝闭之四肢厥逆或寒热往来甚至厥热胜复，中心环节仍在于脾胃气机不利，营卫不能运转周身，诸证蜂起。运转脾胃是伤寒恢复中气的关键手段，中气不复升降，气机郁闭，化热、生痰、成瘀直至坏病，反之寒邪被驱运转复常、诸证若失。

第二节　温病——伤于热

温病学是与伤寒论相对的理论体系，很可能在仲景时代就成熟了，可惜并没有传世，及至清叶薛吴王等方才真正成型。

从关系本体论分析，温病是自然温热气候损伤人体发生的疾病或人体对抗热邪的过程。热邪伤及人体不同于寒邪从皮毛和胃肠感受，而如叶天士所言"温邪上受，首先犯肺"。从温邪损伤卫气营血为主的临床情况来看，温病的脏腑定位为肺、心、心包、小肠、大肠、三焦，也就是手六经相关脏腑。从病程来看，温病似乎并没有欲解时和七天一个周期的病程。温病损伤的特点是气阴两伤、炼液伤津、瘀热内停、气机阻滞、湿热不行。因此，温病与伤寒有很大的不同。为什么会出现这些不同呢？

首先，与伤寒一样，不同的患者会表现为相似的疾病过程，邪气不同或人体反应性的不同会导致温病以热邪为中心，热邪的特征就是上炎、伤津耗气导致痰瘀湿热。因此，温病侵犯首先是上受肺卫，蒸腾津液而出现气分证，伤津入营入血而发生营血分证。

其次，温病的过程类似于"炉火煮粥"的过程，热邪虽感于外但实际上是自内生而外发的。伤寒的阳热也是自内而发，但是是生理性的，是驱寒外出的病理过程。温病的热是邪热，而热邪也是人体自内产生的，外无寒邪，热邪独伤人，不断销铄津液导致瘀血、痰浊、毒邪凝滞，且热邪动血、生风、扰乱神志，因此会出现手六经相关脏腑肺心包心三焦大肠小肠病变。

最后，温病的周期和欲解时是否存在呢？按照营卫循行理论，特别是营气昼夜灌注循环流注的特点，一天之内人体阴气没有显著的盛衰变化周期，反而是卫气反复入阴经，阳热在体内波动起伏，而且在阴津受伤的情况下，伤寒欲解时反而是温病加重的时间。当然，一昼夜间，白昼阳盛之时是人体阴气最盛之时，如午时，此时如果阳热没有疏散，两阳相加，病情也不会减轻；夜间卫气内入热象也加重。所以，由于缺乏类似于卫气的衰旺变化规律，当温病没有欲解时，一切取决于阴气的盛衰和气机的疏郁。伤寒七日病程，其实是脾胃运转状态导致周期卫气盛衰的结果，特别是卫气抵御寒邪的不同层次，并且主要按照足六经即关涉脏腑解释。温病关涉手六经及脏腑，这里的层次不是自外而内的进展过程，反而是由内而外逐渐损伤津液加重的过程，其病情轻重预后取决于津液和气机，因此，温病的日周期也并不是很明显。究其原因，在于阳气易速补而阴津难以速生，阴静阳动，凡欲阴盛而必气机条畅，方有阳中求阴得活水源头。

综上可见，温病治疗的中心环节就是顾护津液和通调气机，实现方式主要是疏散清利热邪，使火热速去，取水救火以防燎原之势，滋阴壮水以活血泻热，养阴生津清利湿热以复气机。

第三节　痹证——对抗的失调

痹证是一种以躯干、四肢急慢性疼痛为主要临床特征的病证，如腰痛、腿痛、骨节疼痛、臂痛、颈痛、无名肿毒等，由于涉及脏腑之外的病位，本节基于关系本体论分析该病的诊治和关系模型。

中医学关系本体论坚持人体是一个与环境凹凸互补的整体，人体本身也是一个联系的整体，事物之间的联系是通过相互依存的感应发生的。在这个角度上，肢体病变也是整体病变的反应，这一点是确定的。特定的个体发生特定的痹证总是与整体的机能密切相关，通过对整体治疗局部病变可以得到改善，这在痹证的治疗中是确定的，这里不详论。下面从痹证本身作为进路进行分析。

在病位方面，肢体疼痛主要是局部的组织结构或骨骼产生的慢性炎症导致的，因此病位在表或在肾。虚实而论，病在表既不同于伤寒之中阳不足，也不同于温病之阴虚热盛，而是气血不能荣通，筋肉失养，局部营卫失和。病在肾主要责之于肾虚筋骨失养。在病性方面，不论虚实皆为气血不通导致局部病理产物堆积而致痛，因此痛本身为热所致。在病因方面，热的产生可能因为气血亏虚不能通达，可能因为寒凝血脉导致，可能因为脉络损伤血气不达，也可能因为局部积热而发。还可能因久居寒湿而发，这个原因须从天人关系理解，人体是相对于天地而独立的，天热人寒、天寒人热，久居寒湿，人体必然启动和加强产热的过程，这种机制过度就会导致两个结果：一个是即时发病疼痛如冻疮；一个是产热机能启动后，即使返回温暖环境也不能恢复正常，进而导致局部热邪集聚成为慢性疾病。另外，痛本身与苦相应，苦本属火，且火热病邪也最容易导致疼痛。这是一个显然的关系模型，很容易解释解表和里、寒热补泻等不同治疗方法治疗痹症起效的机理。

基于这样的关系认识，痹证的治疗在根本上需要疏通气血运行，这与胸腹部疼痛是一样的。疏通气血作为总的治疗原则，接下来就是考虑具体的病因制定治疗方法，在此不细论。

第四节　高血压病——肝劳病

一、关于血压及高血压病

血压值是通过抽样调查归纳计算群体的、肢体近端的及流动血压的平均压力获得的。高血压是指持续的血压值高于群体的平均值，近年来对高血压的定义进一步加入了血压值与群体临床结局的相关性，使得高血压病诊断标准更具有临床意义，这无疑是很大的进步。问题还是在于"平均"和群体的抽样，固然人类群体的血压值有一定范围，但是血压终究是非常个体化的，基于平均和群体标准界定是极为粗糙的，这对临床干预指导来说有相当的局限性。因为，按照群体平均标准进行高血压病诊断，对个体来说其实是个伪命题，只有血压处于异常高值，诊断的把握性才会增强。

血压升高是人体在自身维持组织灌注的整体稳定性约束下发生的，是人体应对环境维持自身生存稳定的机能，血压升高是频繁发生的生命现象，只有当血压短期或长期保持在有害于健康的水平下时才能成为病态。血压升高的不适表现不是不存在，而是由于血压升高本身是一种常规的生理调节现象，绝大多数血压升高的症状都因人体的适应而难以觉察，这些症状通常不具有特异性，而且个体异质性很强，因此通过症状很难识别高血压的持续状态。目前，血压升高常见的临床表现有头重脚轻、头昏、兴奋性增高、脉弦紧等，但这是不够的，更为本质的是血压升高和这些症状都是同样意义的症状，是多种机体机制运行失调的表现形式和后果，这些症状组合或单个症状能在多大程度上确定血压升高也是缺乏证据的，特别是患者是否处于高血压病状态还需要进一步的宏观微观症状来定义。

绝大多数情况下，只有在组织灌注不足造成一定损害的情况下才会发生显著的临床症状，而且症状主要出现在血压升高的过程中，也就是人体不断调动体内机能升高血压，这个过程中产生的生理效应物质是引起不适症状的物理实体。而一旦实现血压升高的目的，组织灌注危机解除，人体恢复平衡后不但症状会消失，而且血压也会恢复正常。这就是说，血压升高的症状既包括组织灌注障碍也包括血压升高的过程。另外，人体多数情况下会因调动血压升高因素以适应非灌注障碍的环境而导致血压升高，如情绪紧张、更年期失调、失眠等情况导致血压升高的维持。血压升高受到很多心理、生理因素的影响，其最终机制只是血压升高的执行因素而不是决定性原因，决定性原因一定是整体与局部的关系状态。因此，血压升高的临床意义远远不是升高及其后果，而是血压升高的维持因素和状态。

二、高血压病的中医诊断

高血压病的中医诊断依赖于四诊，而这对四诊来说是一个挑战。四诊技术必须进一步有意识地增加临床观察，才能发展出血压升高的临床表现，进而通过一组症状群确定患者处于高血压病状态，特别是能够识别个体化的高血压病状态，实现血压高低的个体化意义识别。通过对高血压病人的症状、舌脉、转归四诊资料的数据分析、综合判断，从而在中医学框架内不但明确高血压病的分型证治规律，构建高血压病发生进展的完整病机链，建立高血压病的中医诊断标准，而且中医学对高血压病的病机链还要能够解释高血压相关的检验检查病理分子生物学等临床资料。最终这个诊断标准不能依赖于血压测定值，血压测定值只能作为高血压病发展到一定阶段的临床表现，诊断标准应该依赖于一组或几组具有时间演变联系的临床现象，而且每一组临床现象的组合都代表了不同的机体整体状态，并能够形成症状间的因果关系。目前中医学还没有形成这样的针对高血压病的诊疗系统理论，主要还是停留在以血压值升高为诊断依据，具体治疗仍然取决于证型，证型与血压升高值之间并没有理论上的直接解释性联系。

尽管如此，在中医学关系本体论的框架中，在物理上高血压病根本上是血管和神经的问题，在关系中高血压病主要是肝主疏泄障碍或肝肾阴虚，导致肝气或郁结、或疏泄过度、或肝风内动形成的血压调节机制的亢进，也是人体维持稳定的调节结果。因此，将高血压病诊断为肝劳病是较为合理的。

三、高血压病中西医治疗的思考

下面进一步分析西医对这个问题的理解和解决方式，从而比较中医学的优势和局限。现代医学从物理实体入手，血压升高是动脉血管紧张和血管内体液容量过剩两个机制各自或相互作用的结果。动脉血管紧张导致血管内体液容量相对过剩，血管壁压力升高，并形成血管损伤，关键脏器灌注不足，进而加剧动脉血管紧张与动脉血管损伤的恶性循环过程；动脉血管内体液容量绝对过剩导致血管壁压力升高，形成组织充血和动脉血管炎症的恶性反馈机制。引起血管紧张的因素既有遗传体质的脆弱性，也有自然社会环境施加的因素，以及衰老过程的体质变化；引起容量增加主要是体液排泄的障碍，其原因与肾脏的不可逆损伤或利尿激素调节系统的障碍关系密切。显然，现代医学认为高血压病的发病机制是基于动脉血管的压力升高展开的，这是典型的线性机械解释，进一步深入解释这些宏观线性机械机制的分子生物学机制也是线性机械的。基于此，高血压病的治疗就在于降低动脉血管紧张和降低动脉血管的体液容量。我们可以看到，通过这些方法，血压很快会被降下来，但是如果停止药物干预，血压又会升高，并且这样的治疗代价是脏器灌注不足，重要脏器实际上长期处于缺血状态。很显然，这种局限于血压升高机制的治疗忽略了血压升高是机体保护性反应和调节的内在需求这个事实，但如果承认这个事实，高血压病就失去了临床意义，因为这时治疗的目标一定不是解决血压升高本身而是解决灌注不足的机制问题。另外，直接松弛动脉血管和降低体液容量的药物局限于单靶点的对抗干预，这对机体实际上是一种损伤，不但不能真正实现血压下降，而且长期服药人体需要动员大量的机制来代偿相关的损伤，例如抑制了血管紧张素受体，体内生成的血管紧张素必然在体内寻找新的作用靶点，而且药物也不可能仅仅作用于血管紧张素受体，特别是体内发生代偿反应后药物效果会显著下降，其长期的连锁反应在很大程度上是有害的。因此，基于单一机械机制为出发点的医疗策略实际上对复杂的人体系统来说是个伪命题，很难说高血压的这种治疗策略会达到积极的后果。

回到目前的中医学来说，其实中医学也很难利用血压升高这个单一的临床指标。目前，中医学无法认识血压升高的临床信息，除非血压升高可以由望闻问切四诊资料来定义，也就是说血压升高可以表现为基于人体整体反应的一个或一组症状，这样才能通过辨证论治来认识并分析其病机链。实际上，由于血压升高是人体相对正常的生理调节反应，其反应的是人体气血要到达灌注脏器的过程，是人体气机运行的现象，四诊资料必须揭示气的运行状态或人体关系的时空状态，才能使人们认识到血压何时会升高。在缺乏患者可感知的临床症状的情况下，必须借助望诊和脉诊，并结合自然社会因素才可能确定患者气血运行的规律和趋势，完成辨证。获得足够临床资料并完成证型辨证，具体的治疗措施仍然需要回到证型本身，即一组症状对应的处方，处方处理的仍然是基于中医理论的关系模式，而不是物理实体。例如荆防败毒散快速降低过高的血压就不能用机械理论来简单理解，因为它针对的是外感风邪的病人的关系状态或气血运行的状态，也可以用镇肝熄风汤、天麻钩藤饮、补中益气汤、保和丸、星蒌承气汤、天王补心丹等，通过对这些关系状态的调节实现血压平稳，可以在具体物理机制上找到当时缓解血管紧张的过程，但要维持长期的血压正常，不实现脏器灌注的实时合理实现是不可能的。另外，血压的高低是与人体的整体机能状态相关的，特别要重点考虑年龄因素所指向的人体整体系统的运行特征改变，强行降低较高的血压值仅在特定情况下有意义，长期主动降低血压牺牲的是组织的灌注。因此，在维持生命稳定的意义下，血压应该是正确而不是正常，而从长远来说，正确的血压远远好于正常的血压。

通过上面的分析，我们可以清晰地看到中西医的基础和临床思路既有联系，也有很大的区别，二者的同一性在于物理实体和疾病本身，这是二者作为医学的同一性。而关于思路的同一性，二者都不自觉地运用机械解释的思路，例如中医也讲通畅、阻塞。但二者最主要的还是区别，关键点在于二者关注和操作生命或事物的不同层次，中医学通过理解多个关系（症状）或称为多个空间结果（时间）之间的关系，对它们进行操作，而且关系的理解主要是感应联系，西医则是理解和操作物理实体之间的物理接触。

因此，中医学在基于感应联系形成的宏观症状的关系模式层面对疾病进行诊断和治疗，西医学主要通过对物理实体之间的物理接触诊断和治疗疾病，这是两个不同的层次。如果混淆二者的区别就会断章取义、指鹿为马，失去中医学研究的真正目的；如果不承认关系本体论世界观及其感应联系整体观以及基于整体的局部非对抗合作关系的本质，就会走向物理实体接触机制的还原论进路理论平行替代感应相关的关系本体论进路，而失去真正的中医研究意义。

四、基于高血压病的中医学科学研究

中医学的科学研究分为两个层面，第一个层面是疗效评价的问题，这个问题是确定中医学实践结果、总结经验和提高疗效的关键步骤，没有对结果的比较反馈就永远无法形成经验、提高临床水平。第二个层面是机制解释问题，没有机制的解释就没有理论的形成，经验就会变成死物，面对未知经验将无法重复和实施，实践也将变得盲目和被动，中医学将失去发展的真正内驱动力，势必导致废医存药、灭亡中医的结局。

第一个层面，疗效评价问题。对于高血压病，要确定疗效评价，首先要明确评价的本体，也就是中医学的研究评价的是什么。这里也有两个层面的内容，第一个层面是临床结局，第二个层面是四诊信息变化。临床结局的确定就是要确定临床结局的内容，这按西医的标准就是血压值下降到平均值以下，中医的标准则是回到个体的正确血压。正确血压首先是历史的纵向对比，当然，这需要确定参考的历史时间点，特别是年龄这个重要的参考；此外，就是引起患者血压升高的生物和社会原因的改变；最后是患者四诊信息的变化，并导致辨证诊断的转变。这意味着临床主诉或"所苦"的消退，并且这种消退包含永久消退和暂时消退，不但包括表面现象的消退而且包括病机链的中断或终结，如果病机链终结就认为治愈和永久消退，如果病机链中断就有可能恢复病机链，使疾病复发而获得暂时消退。

显然，目前我们对临床结局的理解存在两个问题，一个是物理实体的结局，也就是现代医学所定义的疾病状态，血压升高维持的物理因子格局（激素、代谢、免疫、炎症）的改变；另一个是中医学基于关系本体论定义的疾病状态，这个疾病状态是基于天地人关系下，通过阴阳气血津液藏象经络腧穴关系定义的主要临床现象及其出现的整个发生、发展、转归的因果过程。例如，风痰上扰型高血压病，脾气亏虚禀赋或饮食不节导致脾失健运，脾失健运导致痰湿内生，痰湿内生导致气机运行不畅，进而在三焦气道形成气行紊乱，产生内风，风携痰饮上扰。这个完整的病机链的消除，如果能够实现改变脾失健运的成因、化痰蠲饮、调达气机，自然内风自灭，彻底解决病机链的问题而治愈。如果仅仅化痰蠲饮就是抓住了主要矛盾，可以较快缓解症状，使疾病中断。

第二个层面是机制解释问题。在物理层面主要是高血压得以维持的体内的激素、体液因子以及血管紧张程度、体液过剩程度的模式转换。在关系层面则是望闻问切的四诊资料所指向的病机链的转换，这个转换有着显著的个体性，需要具体分析个案以解释和说明。

以上以高血压病为例，初步分析了目前中医针对该疾病病理过程的科学研究内容，但是中医对高血压病应该做出怎样的诊断、血压升高对中医证型诊断的贡献度如何认识的科学研究内容悬而未决，也就是中医学内能不能有高血压病这个诊断及如何进行科学研究。后面将以恶性肿瘤为切入点，探索这个问题的解决路径。

第五节 糖尿病——脾劳病

一、糖尿病的诊断

糖尿病是血液中葡萄糖高于人群平均值的状态，因为它与血管、神经损伤有关而受到关注。还有一些类似的疾病如高血脂症、高尿酸血症等，都属于营养代谢疾病。对于这些疾病，中医学的确没有这样的病名和基于葡萄糖、血脂、尿酸等物理实体的理解，从症状上来看，中医有一些病症与它们关系较为密切，如消渴与糖尿病、无名肿毒与急性痛风，而高血脂症则并没有相关病名记录，近年来有脂浊病的对应而且是完全对应。这些疾病诊断是典型的分子生物学诊断，在病理本质上没有任何可见的宏观实体现象，相较于恶性肿瘤更加无迹可寻，中医学对其认识和诊断应如何理解呢？

认识这样的疾病对中医学是必须的，但是没有可见的症状，也没有四诊资料所对应的不同水平血糖、血脂、血尿酸的定性定量诊断经验，似乎无法构建诊断系统。其实，任何在微观物理实体水平的病理改变而缺乏可见症状，中医学都无法诊断，也没有相应的诊断。要对这些疾病形成认识和诊断主要是技术上的问题，这可以从两个途径入手解决问题，一个是提高和改进四诊技术，一个是建立新的诊断系统。对技术的提高改进就是采用稳定的现代技术手段操作实现望闻问切，建立标准，该标准应该基于人群横向和个体纵向两方面来建立，做真实意义的解读。通过流行病学方法容易建立横向标准，而纵向标准需要通过特定临床现象所处个体的多因素关系来确定。例如糖尿病患者舌淡、舌红的光学定量，一方面要明确糖尿病患者舌淡、舌红的群体意义，另一方面要基于个体社会生物因素明确决定个体舌淡、舌红的具体意义，这样就可以在西医糖尿病疾病框架下，基于现有的四诊资料组合诊断糖尿病发生发展的不同阶段。新诊断标准的建立标志在于在四诊基础上不依赖血糖及其调节物理实体的异常可以对不同阶段糖尿病做出诊断，或糖尿病仅可以作为新诊断系统的一个小分支。

这首先需要更新我们对糖尿病的认知，在此基础上才能建立新的诊断系统。站在中医关系本体论的角度上，糖尿病、高血脂、高尿酸等对其定性是明确的，即饮食不节、积滞内停，这在西医提出的"代谢综合征"概念可以得到印证。从病机链上来看，禀赋不足、伐用过度导致食积、痰饮、瘀血内停进而化火伤阴耗气，最终肾本被伤是主要病机过程，关涉脏腑起于脾胃病及肝最后及肾。因此，糖尿病的新诊断系统的逻辑高度应该在脾胃内伤，存在脾胃内伤的因素和环节都是导致糖尿病的潜在原因，个体历史的追溯需要涉及禀赋、婴幼儿至成年的整个生命历程，缺乏对这个纵向历程的认识，糖尿病的诊断就只剩下患病后的瘀热虚损。在这个基础上对四诊资料进行两方面的工作，一个方面是四诊资料的横向和纵向定量化、客观化工作，基于量的变化和不同定量四诊资料的组合，明确各个四诊资料对脾胃内伤、代谢失调的贡献度，最终形成更为细化的证型诊断，也就是在现有证型的基础上建立亚型，以把握糖尿病发生、进展的病机链环节。另一个方面是发现新的四诊指标，例如小鱼际和指腹潮红程度、体型等对糖尿病、高血脂和高尿酸血症的诊断价值，提高代谢紊乱的特异性宏观诊断指标的认识。这两方面的工作不但可以对糖尿病为主的代谢紊乱的中医诊断的实现起到关键作用，而且完全可以对重新定义糖尿病为主的代谢紊乱疾病起到关键作用。如果这样的研究工作取得进展，就可以构建脾胃内伤为中心的病机链，将以糖尿病为主的代谢紊乱疾病定义为"脾劳病"。这不但可以完全通过中医理论框架认识和治疗以糖尿病为主的代谢紊乱疾病，而且现代医学发现的该病的物理实体现象、治疗手段也可以进一步纳入辨证论治体系。

二、糖尿病的防治

如上所述，糖尿病为主的代谢失调的基本病机是虚实夹杂，虚主要是脾胃虚损，这既有先天不足的因素，也有后天伐用过度的因素。对于该病的预防就是健脾助运。健脾一方面可以通过直接补脾益气，如黄芪异功散；一方面可以通过补肾之补火生土法进行，如金匮肾气丸；一方面通过减少饮食减轻脾胃负担来进行。助运主要通过消食健胃进行，如健脾丸。而在已经罹患该病的情况下，病机链就进入了瘀热虚损为主的病理阶段，这时胃强脾弱，病理产物不断产生，治疗将变得复杂。治疗上在预防治疗的基础上着重处理瘀热虚损就成为主要的方法。

从临床实际来看，存在一个比较重要的问题，就是饮食控制，西医临床对于糖尿病患者饮食控制的目标是血糖指标，这其实是非常片面的。人体作为一个系统在不断地对体内的变化进行调节反馈，血糖指标可以通过节食改善，但是长期过度节食牺牲的是人体调节血糖的能力，人体会不断调动升高血糖的机制来应对节食，后果是这些病人的血糖指标控制越来越困难，这不难理解。所以，节制饮食应该以改善人体脾胃虚弱、运化不及的病机为目标。

另外，以血糖、血脂或尿酸指标的控制作为治疗目标也具有相当的局限性，从物理机制来说，牵涉的物理实体关系非常复杂，而且在人体系统中具有不可预测性，特别是长期强化治疗的真实临床获益是值得商榷的。而将这些问题归结为脾胃内伤的关系，可以在很高的层次上确定问题的性质和方向，对于制定多步骤、多层次、个体化系统干预措施有显著的价值，且不至于陷入无谓的分子生物学而不能突破。

此外，苦味药物黄连对火热证糖尿病患者的治疗确有效果，不论是对血糖水平还是对血管损害，长期来看均有较好的治疗效果，以大剂三黄汤治疗消渴在张从正时期已经是成熟的方法，但是也会损伤脾胃，对脾虚痰湿患者效果较差。脂类黏腻酸味药物应该有效，山楂、山萸肉应为君药。尿酸易于结晶成石化为火热，其本性湿热不耐寒凉，显然可以通过温阳利湿之法取效，苓桂术甘汤应为对应之法。这些在相应疾病的治疗中是君药或使药，而其基础仍在于健脾助运。

第六节　冠心病——肺痹病

冠心病是一种严重的心脏血管疾病，广义上包括心肌桥。冠心病分为两个阶段，第一个阶段是血管损伤致心绞痛，第二个是心肌梗死后。那么如何界定冠心病的关系本体呢？目前公认的观点是"心主血脉"理论，这种观点实际上是受物理主义影响的结果，退一步讲，实际上心主血脉对冠心病的解释和理解与西医物理实体的解释没有区别，不但与中医理论相去甚远，而且无法基于心主血脉构建系统的治疗方法。中医学中，心主血脉的实际指向是心通过血脉产生神志，虽然是基于解剖的，但目的是通过红色这种象指示鲜活的神志而不是运行血液，即使有这个意思，也没有发展这种物理实体的认识方法，《医林改错》中尤其强调了这一点。

实际上对于冠心病的中医认识和诊断首先是基于症状的，这个阶段已经到心绞痛和心肌梗死的阶段，冠心病的形成阶段并没有认识和诊断的。因此，首先需要建立冠心病形成进展康复全过程的认识系统，将其置于关系的高度来认识。我们知道，冠心病是全身血管慢性炎症性疾病的局部表现，血管炎症是血液中致炎因子糖、脂等代谢产物导致的。这也极易理解，慢性疾病的成因主要是饮食不节、起居失常、七情不调。饮食不节积滞内生，不但胃肠受伤积滞内停，而且过多的来不及排泄的代谢产物或来不及代谢的代谢中间产物必然堆积在血液中。起居失常、熬夜失眠、昼夜颠倒则常常导致阴虚热盛，火热炼液成瘀。情绪不调、气机不利。三种原因对于血管炎症的形成具有协同作用。这样，冠心病形成的关系本体已经非常明确了，对于冠心病早期的中医辨证诊断也容易建立，不外乎积滞化热，病在脾胃关涉心肝。

心绞痛阶段，患者表现为胸痹心痛，胸痹病位在肺，病机为肺气闭阻，直接病因为痰瘀气滞；心痛在肝、在胃，病机为寒凝肝脉或寒邪伤胃，因为心痛在胁肋胃腑，而且血管神经的功能主要对应于肝。这样的病机关系其实不难理解，而且非常具有操作性，瓜蒌薤白类方、血府逐瘀类方、乌头赤石脂丸等方剂在冠心病的治疗中，组方原则和病机分析都变得极为容易，同时具有理论和实践的可拓展性，完全不拘于血管栓塞的物理实体认识。因此，心绞痛阶段的病机为肺气闭阻、寒凝肝脉或寒邪直中。

心肌梗死后，基础病因没有解除，而心脏搏动无力，患者主要表现为劳力性呼吸困难及疲劳，这显然是肺脾气虚的表现，且以肺气虚为主。这时的治疗就需要结合积滞化热、肺脾气虚甚至脾肾阳虚的情况综合考虑，才能确定正确的治疗方案。

综上所述，基于肺朝百脉、司呼吸的功能关系，冠心病不论虚实，临床主要表现为肺的病变，由实而虚，由肺络损伤至肺气衰竭，中心环节是肺的气血瘀滞，故作为中医病名诊断为肺痹是合乎逻辑的。

第七节　恶性肿瘤——关格病

一、整体约束力的失效

基于这个思路可以分析一下恶性肿瘤这个难题。不论恶性肿瘤本身的物理事件如何，在关系层面上，肿瘤的产生在根本上是人体整体层次对局部约束的失效，或反过来说，局部生存丧失了对整体生存的认同，也就是感应的失效。没有了局部对整体的感应，局部最终将随着自身的惯性而走向消散而灭亡，恶性肿瘤并不因人体整体的崩溃而存活，反而会消亡，也就是感应说明整体与局部的依赖关系，并不是非此即彼的关系。反过来，这里还必须回答局部为什么走向这样的道路，一方面，在此我们必须明确局部的求生存既是内在的也是外在的，内在是固有的属性，外在是局部的生存为了整体的生存，局部的生存亢进又是感应的结果。另一方面，局部生存的亢进一定是局部感应到了整体生存的威胁产生的结果，因此要控制局部的生存亢进，就必须解决整体生存的威胁关系。所以恶性肿瘤的发生问题从根本上说是整体生存受到威胁的局部感应。而肿瘤一旦发生就产生了两个局面，一个是整体生存的威胁没有减轻，一个是局部的生存亢进还增加了整体生存的新威胁。因此，肿瘤发生后人体整体的生存威胁进一步增加，但是人体并没有能够产生新的系统约束对肿瘤产生感应，这说明肿瘤一旦产生，特别是晚期肿瘤，就意味着人体系统整体已经耗尽了约束能力，或者说由不同层次亚系统相互作用产生的系统的整体稳定性已经崩溃。

从这个角度上看，我们必须明确整体约束力的本体，才能真实明确恶性肿瘤的治疗策略和方法。在物理层面，整体约束力其实是很难解释的，整体约束力目前以组织场论较为有说服力，主要是指部分形成系统后涌现的系统约束力，系统约束力是不同层次的局部按照一定的组织方式组织后形成的稳定性产生的对局部的约束力。系统约束力的来源是局部自身稳定性受到构成整体的其他局部作用被动产生的协作，类似于社会协作机制，个体通过牺牲部分自由换取生存和发展机会，特别是对于人体或蜂群等这样的复杂系统，局部不只通过牺牲部分功能向整体换取生存，而且常常通过牺牲局部自身的生存来服务于整体。这里问题的关键是整体的组织方式的来源是什么？为什么整体的约束力可以大到让局部主动牺牲其生存来服务于整体的生存？对于这个问题，目前系统生物学及哲学家一直试图通过细胞实验进行阐明而未果。

二、恶性肿瘤的关系本体

（一）单极化的世界图景

如果跳出物理本体论世界观，而运用关系本体论世界观思考这个问题会是怎样的场景呢？关系本体论的世界场景有四个联系的基本观点，一个是物理论，一个是恒动论，一个是相对论，一个是生成论。物理论认为世界是绵延连续的物理运动，意识是物理事件在物理世界的留痕，尽管世界可以理解为造物主设计的任何无意义或有特定目的的计算机程序或其他，但是对人类最有实际意义的世界仍然是物理世界。物理世界是变化不羁的、不可逆的，变化产生了震荡，震荡产生了事件，一切都裹挟在变化中。世界是变化不羁的，但有其相对静止的一面，事件的定义由其所处的关系处境决定，关系处境是一定阶段处于相对静止的一组物理事件。事件的关系处境表征了事物的出现和存在的意义，也就是生成，事件的关系处境最终仍是不可逆的过程，这个过程就是演化。因此，系统的整体约束力来源于物理震荡的趋势和过程。因为任何变化趋势的特征在一定阶段都是单极化的，所以我们的世界正处于一种物理震荡趋势中，这种趋势的特征是生成单极化、不可逆的稳定系统，这是系统组织方式的源泉，也是整体约束力的真正来源。

我们的世界目前正处于某种单极化、智能化、系统化、复杂化、等级层次化的物理历史阶段。生物的高级形式、社会的高级形式都表现为单极化，即系统具有自身的中心，该中心的功能在于整合系统生存的总体管理权，为服务于系统生存，低层级的系统执行该中心的命令，甚至通过牺牲自身的部分或全部生存利益。对此，中医学的价值观一直坚持单极化、局部服务整体生存的价值取向。首先是天地与人的关系模型，人和万物与天地形成凹凸相扣的感应关系，天地通过气候、水土滋生万物也规定着万物的生命轨迹，人与万物是天地运行的一部分，从根本上服从天地的大系统运行趋势，因此世界本来就是单极化的，人必须服从天地。其次是人体模型，神是天地运行的最复杂和最高级的形式，神是联系环境与人体、联系局部与整体最直接、最根本和最高级的目的性和约束力，神实现其作用的途径就是感应。因此，自内经以降的藏象理论的核心就是——产生五神是脏腑系统运行的最终目的和最高形式，五神的相互感应形成以心神为中心的最高层次系统整体约束力，五神与心神感应，五神运行的目的是实现心神的发展，所以，神是根本性的关系和目的。最后，人体的关系模型是通过四诊信息和人体生存的基本要素——居处、饮食、排泄、情绪、生殖、生命过程构建的致力于整体生存的单极关系模型。

（二）恶性肿瘤现象

回到恶性肿瘤这种病理生命现象。首先我们可以清晰地看到，恶性肿瘤由于自身的生存单极化能力充分释放而破坏了人体整体生存的单极化。从人与天地的关系来看，通过恶性肿瘤清除易于患癌的、老年的、持有不良生活方式戕害人体生存能力的个体，是天地单极化发展的正常损耗。另外，肿瘤与人体共同遵循维持自身稳态的基本规律，肿瘤的发生是局部与整体生存竞争的矛盾导致的结果，肿瘤的进展既是肿瘤本身发展的必然趋势，也是人体整体矫枉过正的结果。因此，在天人的关系上，一种情况是恶性肿瘤违背了自然整体约束力，因为天地的运行趋势是维持复杂有序形式的存在；一种情况是并没有违背天地的趋势，因为天地为了维持其整体层次的稳定性必须牺牲局部的生存。但总而言之，不管肿瘤与天人整体运行趋势的关系如何，人能做的首先就是承认和屈从天地运行的单极化、目的性的总体趋势，做到适可而止。其次就是尽量不要戕害自己，既不要使人体局部处于长期的生存威胁中，也不要使人整体的生存受到长期威胁，以使生命过程运行在人体整体和天地整体约束可承受的范围内，达到预防恶性肿瘤的目的。其余的就是天地主宰了，天地蕴含着极大的可能性，我们只能有限作为，一定要建立对天地的敬畏态度。

（三）关格之恶性肿瘤中医诊断

从人体模型来看，恶性肿瘤是人体的新生物，那么肿瘤在五神方面发挥了怎样的作用呢？一方面，五神为神魂魄意志，由心肝肺脾肾五大功能系统产生，恶性肿瘤出现后五脏系统的原有平衡必然被打破，逻辑上神魂魄意志随之产生的变化也因肿瘤的功能不同而发生不同的变化。这说明调神对肿瘤的治疗、控制肿瘤的进展有重要的作用。另一方面，五神病理可以通过望闻问切方法获得，但恶性肿瘤的五神病理是否存在特异模式或仅表现为非特异性的证型模型是当前临床研究的重要课题，就是说我们还难以将根据四诊获得的五神诊断用于诊断和评价恶性肿瘤的发生和进展。同理，我们目前也无法根据四诊获得的脏腑功能状态准确诊断和评价恶性肿瘤的发生和进展。也就是说，中医学基于关系本体论的理论和方法确实没有形成关于肿瘤的理法方药体系，对恶性肿瘤的诊断必须依靠物理方法，治疗主要依靠辨证论治，形成了目前西医诊断中医治疗的中西医结合模式，但对恶性肿瘤来说这显然是不够的。因此，中医学一方面必须基于四诊方法获得各种恶性肿瘤的诊断资料以构建病和证的诊断系统，另一方面应基于所获得的诊断构建认识恶性肿瘤的新的世界观和价值观。

针对肿瘤的诊断问题，我们首先分析一下关于疾病的诊断问题。对疾病的病名诊断，中西医主要都采用单因素的诊断。例如感染类，中医诊断为伤寒、温病、中暑、中风、风湿等；西医诊断为病毒性或细菌性（心、肝、肺、肾、脑）炎症等。一般的内科疾病，西医诊断为咽喉炎和支气管炎、眩晕、冠心病、肋间神经痛、慢性胃炎、肠道炎症、肝脏炎症、肾脏炎症、高血压、高血脂、糖尿病等，中医则对应诊断为咳嗽、眩晕、胸痹心痛、胁痛、胃痛、腹痛、痢疾等。还有一些综合类的疾病，西医主要诊断为综合征如肾病综合征、代谢综合征、各种重叠综合征、溶瘤综合征、帕金森综合征等，中医诊断仍遵循现象命名诊断。可见疾病的诊断是个复杂的问题，但西医疾病诊断主要是基于单一临床物理现象、物理病理机制或病因以及假设的单一物理病因概括的，而且诊断具有唯一性，基于物理实体的单一层次，一个患者可以有多个诊断。中医疾病诊断有两个层次，第一个层次主要是基于临床现象的，以患者主诉为主导，内外科疾病均如此，这个视角是医学本身导向的，不是物理实体导向的。主诉本身反映的是整体与局部矛盾的关系状态，医学的目的就是解决这个矛盾。第二个层次是辨证诊断，辨证诊断是基于不同症候群的组合审证求因而获得的，是具体解决矛盾的诊断。

那么对于肿瘤，中医学应该做出怎样的诊断呢？有两种方案，一种方案是在肿瘤物理实体（宏观和微观物理）的诊断下，通过临床症状进行辨证诊断；另一种方案是跳出物理实体，从关系角度或病机角度进行理解做出诊断，理解肿瘤疾病中局部与整体和整体与局部的核心矛盾是什么，接下来的辨证诊断再逐步解决这个矛盾。显然这个矛盾是生存竞争的矛盾，在局部与整体的关系上，局部为了自身的存在而逐步牺牲整体的生存；在整体与局部的关系上，整体为了维持自身存在引入了伤害局部的因素，整体与局部相互感应而推动疾病进展。因此，将肿瘤诊断为关格似乎更为切近肿瘤本身，关格在中医学中主要指阴阳格拒，内外不得沟通，整体与局部背道而驰，很好地刻画了恶性肿瘤的根本矛盾。肿瘤形成的关格状态是肿瘤本身是一个相对独立的阴阳体，格拒了人体整体阴阳对局部的气机沟通。在关格的疾病诊断下，研究过程中则需要全面理解引起关格的阴阳气机失调的环节，特别是肿瘤发生后气血津液、脏腑功能的病机变化，关格阴阳格拒的进展程度，明确主要矛盾，进而做出辨证诊断。

（四）恶性肿瘤的病理

具体而言，从关系本体论来看，生存威胁必然伴随激烈的生存与斗争，这是肿瘤发生的过程，已明确肿瘤发生的过程和衰老的过程一样是慢性炎症损伤过程。根据现有的中医理论，这个过程无疑是一个热毒阳盛的过程，因此，热毒导致肿瘤。而肿瘤发生后，热毒仍然继续，但热毒对肿瘤无效，这甚至可以理解为：肿瘤本身是寒凉之物，它是人体局部适应长期的热毒损伤产生的平衡热象的结局，由热转寒形成里寒外热的格拒状态。但问题是，肿瘤不但没有消除体内的热毒状态，其本身浸润转移的机械梗阻作用不但导致气机阻滞产生气滞、血瘀、痰饮、水湿、郁热，而且由于缺乏有效的气机升降系统而产生大量痰湿、瘀血、热毒，最终导致人体整体承受着巨大的生存威胁、耗尽整体约束力。这就形成了内外阴阳格拒背离的状态，而此时沟通整体与局部的气机和阴阳就成了治疗的主要目标。从这个意义上说，清热解毒、理气散结、活血化瘀、化痰祛湿可以最大限度消除肿瘤产生的原因和导致的结果，这样做的结果有两个，一个是廓清脏腑运行的通路，一个是为肿瘤清除代谢产物改善肿瘤本身的气机升降障碍。清除病理实邪能否实现沟通整体与局部气机阴阳的目的，并最终实现整体对局部的约束呢？显然是远远不够的，因为肿瘤是个阴阳体，怎么消退呢？

（五）恶性肿瘤中医治疗策略

这时问题的关键是实现人体整体与局部的有效对话和沟通问题，使整体的约束力信息有效传达到肿瘤局部。由于肿瘤本身是一个相对独立的阴阳体，它与整体阴阳进行感应联系，整体寒凉它必转热，整体热盛它必转凉，整体过热或过凉都可能导致肿瘤消退。因此，在寒热的水平上，体寒患者必然因为肿瘤适应体寒的环境生成，改善体寒自然有助于改善整体对局部的感应和约束力，体热者反之。同理，阴虚阳虚、痰湿、瘀血、气滞、脏腑虚实亦如此。在关系框架内，恶性肿瘤一定没有固定的关系和单一决定性的关系，关系一定是相对的。这就是基于关系和感应，基于整体与局部的关系能够获得的沟通局部与整体气机运行的真正个体化肿瘤治疗策略。其中的问题是病机证素词汇是否足够概括肿瘤患者的个体异质性和这些词汇的准确性。因此，解决这个问题可以分三个方面。第一个方面是基于现有证素资料的研究，通过主观分级量化和客观数据采集获得患者的四诊资料，进而发现肿瘤患者更精确的证素和辨证诊断以及规律。第二个方面是发现不同证型肿瘤患者肿瘤发生发展不同阶段的特异性临床症状或症状组合，例如孙秉严发现的三印诊法①，进而形成肿瘤特异性诊断方案。第三个方面是肿瘤患者不同尺度临床数据的采集和基于关系化理解整合，特别是明确影像表现、病理性质和分子生物学数据的不同量级对证素的贡献度，进而明确这些数据基于系统整体稳定性的关系本体，以丰富病机证素的词汇。

中医学这种基于关系和系统稳定性相对的恶性肿瘤治疗策略很可能优于目前西医的治疗策略。首先，手术这种治疗策略对实体瘤

① 高振华．"印法辨证"在肿瘤临床中的应用［J］．中医研究，2008（8）：42–44.

来说，特别是早期或转移潜能较低的肿瘤有着绝对的优势，一旦肿瘤物理实体去除，人体本身的整体约束力可以使人体整体生存能力恢复至正常水平。但是如果人体的整体生存约束力没有得到恢复，肿瘤就容易复发，具体如人体的中医证素关系有没有在手术后得到改善，因此，调理证素关系可能在预防肿瘤复发方面有着重要的作用。其次是放射治疗，放射治疗的性质是火热性质，直接损毁肿瘤的物理实体，与手术切除有相似的作用，但其对于寒湿为主要证素的肿瘤效果应该好于阴虚或热证的肿瘤患者。中医在配合放疗患者的治疗中，适当养阴生津，对于减轻副作用应当有相当效果，但如果是寒湿证的患者应该注意寒凉可能不利于肿瘤消退。化疗和生物治疗同属一系，其主要的弊端就是对抗，往往杀敌一千自损八百，耐药和复发成为挥之不去的阴云。其根本原因就是这些治疗不管在分子生物学物理层次多么精准，系统效应总是无法预测的，肿瘤阴阳体本身总能很快（小于 3 个月）找到代偿和取代的生存路径，此其一；这些治疗措施实际上还十分简单粗暴，仅仅着眼于局部的对抗而看不到整体约束力的边界，治疗过程造成的损害往往进一步降低了整体约束力，此其二。要想解决这些问题，必须回到证素关系的调理，才有可能操控从微观上难以操控的整体关系。

结　语

一、关于中医现代化

事物这个概念在目前的哲学认知中，尤其是在信息科学的发展中得到了相当程度的澄清。"物"无论在中西方哪一种哲学中主要是静态的，指向具体的感知之物，是认知和理解世界的锚点和参照。中医学中的脏腑气血津液、四诊资料、风寒暑湿燥火病因理论、阴阳表里寒热虚实病机理论，中药药理理论等在其理论自身范畴中都是指向具体感知的，是具体的、现实的、真实的"存在物"和"实在"，在理论体系中没有任何可疑。这与现代解剖学分子生物学所指之物同样是具体真实的感知之物。"事"则指向关系和动态，是"物"的动态变化联系，在一般意义上理解为功能，是对"物"的固有性质、能力和趋向性的人类认知。

我们从这个立场上来看中医药现代化问题。纯粹在"物"或静态的角度来理解，中医学的理论实质的确是以动态和关系为主的，即使脏腑气血津液、风寒暑湿燥火痰瘀气滞、四诊资料、中药这些具有显著静态意义的物，在实际的操作中仍然是以动态关系为主，也是一种功能隐喻的指代。在现代分子生物学、生物进化理论体系中并没有直接的对应关系，而且实际上也不是直接对应关系。例如，粗略地讲，中医学的心对应于心脏在逻辑上和实践中的解释力量与中医学的心对应于脑相比更为不足。又如典型的舌红脉数热证与炎症活跃程度的对应就更为复杂了。所以，中医学理论在本质上是关乎生命的动态关系的描述，是对生命事件的描述和理解。

我们目前研究中医现代化问题的基本假设：寻找动态事件的静态锚点。其基本逻辑首先是在一般生命意义的物的理解上进行锚定，这是一个关键的逻辑起点。例如，应该建立和统一起生理上脏腑气血津液的物理对应；应该明确病理上炎症损伤的寒热虚实意义，进一步可以理解代谢、生殖等病理生理过程；应该明确四诊资料描述的病理生理物理实质；中药学就应该明确其物理化学内涵。这样就可以初步构建中医药学理论的静态锚点，这个静态锚点主要是一般意义上的物理对应，也就是物理化学意义的，然后就是考虑这些静态锚点的功能和动态意义，站在中医学所理解的天人相应生命自然过程和现代生物进化的视角上理解这些静态锚点。

然而在医学本体的意义上，上述工作只是中医药学现代化的第一步。引领医学发展的根本动力仍在于人的生存及其生命情感的诉求、期望。中医学如何满足人们当下的生命情感诉求，甚至构建一种崭新的医学愿景，是中医药学现代化的真实内涵。

二、中医学研究的范畴与策略

中医学属于生命科学范畴，中医学的终极价值在于获得对生命的正确理解，要获得这样的结果，一定是基于具体的实践过程的。因此，中医学的研究范畴应该包括以下几个方面：①中医学自身学术和实践发展规律的研究。人们一直讲中医学有其特殊的发展规律，例如中医学的传承需要师带徒的方式而不是学院教学方式；中医学是经验医学不是实验医学，故不需要进行实验研究；中医学是整体论，不能用还原论思路研究；中医学是集人文、自然科学一体的综合医学实践形式，不能单纯以科学的物理主义或唯成分构成主义研究，而应该以生命过程的整体生成主义思路进行研究，等等。凡此种种，归根结底就是认为中医学本身是实用的临床医学形态，中医学的研究和把握就是临床实用，以个体的有效性为导向的，并不追求学术本身的脉络内在联系和逻辑关系，尤其是基础理论与实践活动的形式逻辑的统一性，导致理论形式的逻辑混乱。其实站在今天的时代视角上，从基础理论到临床实践的逻辑贯通对中医学的研究和发展是至关重要的。历史上中医学的真正发展主要是在针对具体的临床问题进行少数个体的、缺乏对照的人体试验实现的，这样的结论主要告诉我们在具体的医学实践中什么是可能的，而没有直接的证据和逻辑思维说明其中为什么和不可能的情况。至于阴阳五行理论的应用在今天看来只是自然而然的常识性的思维规则，任何医学实践和研究从自身局部的逻辑来讲都不能违反阴阳五行的规则，要说科学研究违反阴阳五行的规则，最多是在局部与整体、即时与生命过程的整体不同层次上的矛盾，这不是判定正误的根本问题，而是与人类的实践认知有关。所以，任何理由都不能成为中医学实现理论到实践的逻辑贯通的障碍，否则就是学术懒惰。中医学基础理论的研究应该借鉴科学哲学的研究方法，追问到认知的极限，也就是休谟问题，在这样的基础上固定理论研究的锚点，然后在实践中修正和发展，这样才能获得中医学的内在主动发展动力，而不是传统上被动的实践发展路径。在思维和实践中，人类是应对不确定性的高手，尤其是中医学面对未知问题时显然优于等待证据的医学方式，但这也绝对不是中医学术懒惰的理由和借口。②具体的研究方法策略。首先是中医药理论的物理锚点建立，中医药学主要理论脏腑气血津液、经络、病因病机、诊断、中药方剂的物理锚点确定，这是理论和实践的逻辑起点。其次是理论立场和解释系统的确立，中医理论对物理锚点的理解和解释，进而指导物理锚点的发展和探索方向。③中医理论的形而上学研究。

三、关于中医发生学

关于中医发生学的第一点看法。我们知道无论中医学还是西医学或者说人类的一切知识和技能，从根本上说均来源于实践和对实践的记忆传承。中医学时至今日仍然通过直接的人体试验实践获得发展，或者说主观上中医学从来都谈不上发展，实践过程就是解决问题的过程，发展只是客观的结果。中医学直接人体试验临床实践的合法性源于历史过程中人体试验经验的重复性结果，也可以这样理解：中医学临床中只要机械地按照方证对应或药证对应进行实践就是合法的。但我们知道这只是中医临床实践的一种方式而已，更多的是我们的真实临床实践充满了创造和即兴发挥，也就是充斥着不合法性，不管是基于怎样的取象比类或某种理论指导抑或只是随性而为的"无厘头"，这些既是中医学的主观而为，也是中医学客观发展的机会和动力。因此，站在现代医学伦理学的立场上，中医学的历史和现代实践充满非法性，现代中医学的发展就是在历史上非法获得的成果的基础上建立了现代的合法性，并在这种合法性的基础上继续通过不合法的方法继续发展以积累新的合法性。

　　其实，中医学的神奇之处并不在于是否经过严格的临床试验或临床前的实验研究，而在于实践过程中不同于现代科学的思维方式和理论指导。对于一种临床现象的认识和价值判断，中西医显然区别很大。例如发热查因这种情况，中医的认识中不外乎在脏腑阴阳气血津液，在外感内伤方面寻求认识和理解，但如果是西医就不能排除是血液系统恶性肿瘤。当然，在各自的理论范围中都可能是正确的，即使治疗的结果中西医也很难说孰优孰劣。问题是今天的我们应该采取怎样的价值判断，我们更确信这是气虚发热还是霍奇金淋巴瘤呢？抑或这都不重要，重要的是补中益气汤还是放化疗能治愈该病？这就是问题的根结所在，坦白说，作为一名中医医生，我会选放化疗。为什么会这样呢？这就是学艺不精的问题，缺乏足够实践和对实践进行仔细对照区分进而形成理论的懒惰导致的结果，其实淋巴瘤和一般的气虚发热在四诊上一定有显著的不同，是什么？不知道！但是当我们获得淋巴瘤这个诊断时一定感到非常错愕，因为我们的气虚发热与淋巴瘤无论如何都联系不起来了，最后我们就走进了西医辨病中医辨证的牢笼，其实由于懒惰，我们所为仍然有限！

这种懒惰既是主观的也是客观的，受制于人本身的认识能力，历史中总会出现勤奋者改变现状，例如张仲景就能找到 113 个治疗发热病处方的位置。这个方法也比较简单，就是抛弃一切成见，客观记录症状和症状组合与药物和药物组合的因果关系，正是在这个角度上我才认为四诊客观化发展具有重要性，否则中医学如何发展呢？这是一个方面。另一个方面就是基于物理实体的实验和临床研究，发展中医理论对人体物理实体的对应和理解体系，例如炎症过程的脏腑阴阳气血津液内涵和干预体系。这种方法就可以借助西医学的发展带动中医学理论的发展，让中医理解分子生物学进而理解肿瘤、糖尿病、血管炎等，最终发挥出中医诊疗这些疾病的潜力。

关于中医发生学的第二点看法。中医学之所以成为中医学取决于其顺其自然、和而不同的价值观。在这样的思维方式下，主要是基于类比推理的认识进路，将人的生命活动融入自然的生成演化过程中进行理解和认识。无疑，通过直接的人体试验在相当程度上形成了许多正确可贵的理论知识，那么，中医学的命运和生命力就在于这些天才认知的发展和实现。这就需要两个条件，一个是天才认知，一个是细致入微的临床实践，二者缺一不可。临床实践并不算困难，但天才认知如何获得呢？临床实践的灵感当然是重要的方面，但是凭什么就能在临床实践中获得灵感呢？显然是人与自然的同一性导致的，同气相求，生在其中，相互感应是获得这种灵感的根源。这一点是一切人类文明的源泉，现代科学概莫能外，那么谁能把握更高的真理呢？说实话聪明人可以，这是一个方面，第二个方面就是实践环境和实践深入的程度。关键是哪种实践组织方式能激发创造力，发展就会在哪里出现。因此，中医学的发展和出路根本上在于天才认知的实现，而不在于还原论还是整体论等研究进路，未来医学一定是复杂系统科学，认知内容极大丰富和充实，中医学在其自身的思维视角下实现尽可能合理的驾驭和组织认知内容最终回到真实世界才能获得一个突破。新的医学知识的组织方式有史可鉴的当属伤寒杂病论，临床现象的不同组合揭示的病证演化规律，中医学下一步能不能驾驭分子生物学为基础的临床现象将是一个重要的发展里程碑。

我想，关于中医学的发展方向已经非常清楚了，再高一个层次以绕过复杂科学形式，就人类的认识能力而言是不太现实的。关于这一点，从计算机的发展就可以看出来，人脑或人的整个身体就是一台计算机，这能穷尽多少宇宙中的知识呢？现代计算机的发展方向是云和外部储存，人体越来越像一个图书目录，只能储存检索框架，储存知识结构而不是知识本身。我们何以绕过这些现实的实践呢？空中楼阁终是臆测而已。

但是我们必须看到复杂性与简单性的辩证关系，在宏观层次上是简单的，在微观和宇观层次上是复杂的；在宏观层次上是确定的，在微观和宇观层次上是不确定的。简单与复杂取决于研究切入的角度和层次，要让复杂的事物变得简单，就要明确我们已经走入了细枝末节，增加了考察的元素，这时必须反其道而行之，将考察元素降到屈指可数，或者改变视角如最好将视角转换至宏观视角；反之事情太过简单也会无法理解，这时就要增加事件的考察（相关）元素，使事物稍微复杂一些，或者转换视角如进入微观、深入事物内部；总之这两种方法都有助于我们理解事物。可见，简单性和复杂性主要是相对于人类认知能力本身，是由客观现实决定的一种主观形式。

人体的宏观解剖和物理结构、器官功能是确定的、机械的，尽管分子间的作用是化学作用而非机械作用但仍然是确定的、简单的作用方式，生命复杂性的产生在于将生物分子连成线、面、体再加上时间因素，这种情况下理解和解决的是生命分子层面的问题，分子层面与器官层面的综合、化学与机械作用的综合是生命体的复杂与简单的辩证关系，分子的多因素综合体现的性质是宏观器官的性质。因此，一般的理解微观决定宏观是显而易见的，但是微观真的能够决定宏观的情况是微观的瀑布级联反应必须达到整体功能需求的最低临界状态，也就是微观的作用必须是系统水平的，否则不会产生宏观效应，在具体的意义上微观并不能完全决定宏观。

那么宏观能决定微观吗？在人体的机能中这也是显而易见的，心脏负荷增加引起的心肌肥厚，用进废退的生命现象，情绪饮食对身体机能的影响，工作生活方式对人体的影响等都说明宏观的机械作用方式的改变，最终引起微观世界的变化并决定了微观世界的走向。

所以，生命的宏观和微观也是一个辩证关系。这就给我们解决实际问题指明了方向，一个方向是通过对微观生物分子的机制了解进而操控这些分子，使其达到宏观系统功能需求的最低临界点，最终影响宏观事件的走向，也就是由分子的复杂性走向器官的简单性；另一个方向是通过宏观条件的改变和调节持续影响微观事件的分子作用，最终导致分子微观系统的适应性调整实现宏观功能的需求和微观重建，也就是从宏观的简单性走向微观的复杂性。

四、关于中医学的理论和知识的关系

中医学的理论就是中医学的理性表达，是基于中医学的世界观、价值观构建的纯理性的思维推理和范畴框架体系，严格来说不涉及中医学的具体知识。中医学理性的表达形式如精气学说、阴阳五行以及藏象理论、气血津液学说、经络学说和辨证理论方法等，主要在理性的框架下理解生命的存在现象和方式。这个理性的起点是"人"这一整体，是将"人"置于生长壮老矣的时间过程和社会、自然的情景、空间网络中进行关系定义的，而没有向下解析"人"的内在生成，即使解析也是通过外在关系进行理性解释，终点则是"人"所处的特定功能状态，也就是在动态流变的关系世界背景下的"人"及其"成为人"。这些理性的自洽涉及这些思维规则，如取象比类、同气相求、对立转化、系统制衡、动态流变、归纳、演绎、因果、中和稳态、相对主义、天人相应、数术归纳、全息互含等。但由于概念本身要求严密的界定，只有固化、静态、割裂的方式才能把握事物。中医学则注重于世界现象的把握，现象是流变的，所以只有在联系动态流变的过程中才能把握事物。因此，中医学对事物的认识和理论理解在形式上概念性并不很强，理论形式上也没有以概念为单元的自下而上的强的形式逻辑推理，而是以事物整体的状态领悟为起点、采用自上而下的同气归类现象单元的思维过程，最终以模型解析领悟。总的来说，这些内容是人们用理性构建的系统，并不是具体的、相对客观的医学知识。

中医学的具体知识则是疾病现象、干预措施、技术流程本身及干预措施、技术流程与疾病现象的因果对应关系，这里的疾病现象、干预措施、技术流程不具有价值判断，其价值意义和内在判断在于上述的"因果对应关系"，尽管如此，这些具体知识是外在于中医学的理论本身的，这一点必须承认。疾病现象对应于诊断知识，虽然传统上中医诊断学内容是完全主观的、除了医患双方没有第三方在场的，但是疾病现象本质上仍然是客观的，因为它完全可以通过第三方检测措施来构建。干预措施则是中医方药学知识、针灸器械知识、针灸推拿、行为疗法等操作知识、给药操作方式，尽管我们知道这些知识深深烙上了中医的理性，但是通过制定技术标准，这些知识的获取完全可以脱离中医理论。干预措施与疾病现象的对应关系，本质上是物与物的关系，可以脱离理性。

这里涉及两个问题，一个是中医学理论能够推导出中医学的具体知识吗？理性必有其载体，人的理性的载体就是人体，人体既有个体的空间差异，也有生命过程的时间差异或人体内在物质运行的内在空间差异，这决定了描绘同一现象的理性差异性。理性的形成和进展是个过程，也就是在环境与理性载体的交互动态中理性不断产生，并在理性产生的过程中时时刻刻对载体进行反馈，最终一些优势理性得以胜出，显化成构建描绘环境秩序的理性基石，这决定了理性的形而上学特性。中医学的理论就是在这样的缺乏第三者在场的情形下形成的"自圆其说"。综观整个中医学理论，医学知识的确被选择性地吸收分类到了中医学的理性中，在这个视角下中医学理论确可以推导出中医学的具体知识，面对生理病理问题，中医学首先在其理性下构建模型，然后寻找模型的镜像对应具体知识，如辨证论治中证型与方剂的关系，中药功效与其四气五味的关系等。因此，中医学理论可以推导出中医学的具体知识，但是显而易见的是一定推导不出现代药理学知识。不过，这也带来一个严重的问题，中医学的具体知识难道是理性的吗？其实现代医学理论也面临同样的问题。

另一个问题是能否从中医学的具体知识推导出中医学的理论？这个问题的讨论分两个方面，一个方面是将具体知识定义为中医学的具体知识，在这个层面上自然可以导出中医学的理论，这就是一个简单的对应分类过程。另一个方面就是只有第三者在场的医学知识本身能不能导出中医学理论？例如给出一组四诊资料，能不能导出中医学理论？显然这是不可以的。因为这一组四诊资料是见仁见智的，中医学理论、现代医学理论、不同地域和不同时代的医学理论、巫医理论等均未尝不可解释这组资料，并进行干预达到一定的结果，而且对这些结果的价值判断和因果认同也必然因理论系统的不同而不同。

上述的分析说明了一个重要问题，那就是医学知识本身不具有价值判断的独立性，看待医学知识的视角和主体极为重要，各种医学理论竞争的根本在于其理性的高度和相对正确性。这一点在中医学内部体现也极为明显，中医学的门户之见、学派传承不正是这个问题的体现吗？可见，对于推动医学进步最为重要的是回到医学本身，在时代背景下构建切合实际的世界观和价值观，引领医学知识技术的发展，才可能合理解决临床问题。

五、中医形而上学之思

任何学术系统都是由特定的人群在特定的文化背景中通过具体实践发展起来的，这些学术系统自身的特征由其形而上学（理论）、实践过程和文化共同决定。其中理论负责对实践现象的解释，填充实践事件之间的"空虚"；而文化则对实践现象进行价值判断。中医学的实践就是对医学现象（生理病理现象及干预效果现象）的观察、测量；中医理论（形而上学）则负责这些现象的发生机制的解释，例如阴阳、五行、藏象、经络、病因病机理论；而对疾病和生命现象的价值判断则是中国传统文化，例如天人相应、中和中庸、正邪关系、平衡制约、个体觉醒、知行合一等。因此，中医学作为一种医学系统和方式，主要是沿着主客一体的整体化思维方式进行理论和实践的。同时中医学之所以成为中医学离不开其所处的中华文化基础。

这里有两个重要的问题需要讨论，一个问题是主客一体的思维方式，这个问题前面已有专题讨论，这里仅仅指出主客交融的思维方式对应的思维形式就是领悟、直觉和顿悟，思维的过程就是功夫和修炼，而且是个体的、主体间性不易突破的、非普遍共享的、缺乏第三方的，同时这种方式对问题的把握是整体的、主客同时性的、无法言说的、可以意会的。另一个问题是形而上学的问题，这里主要指认识论上的形而上学。人置身于、融于所处的环境之中，理性或非理性的思想过程都是环境在人体中的时间展开的，而形而上学就是主体本身的思维模式和思维结果的模式，前者是超验的而后者是经验的，二者均表现为"逻辑"。其中形式逻辑是基于或静态或动态的单向度的思维运行方式，辩证逻辑则是基于动静同时性的思维运行方式。真实世界更大可能是辩证的，既不是非黑即白的，也不是灰色的，而是可白可黑，黑白相依并存、体用合一的状态。

另外，中医学的形而上学对现象的解释是基于宏观的、表象的刻画，最终走向了功能主义，阴阳、五行、藏象、经络、病因最终脱离了原始意义，走向了完全比喻或隐喻的关系本质，而它们的原始本意则空无一物。实际的临床如果不考虑辨证论治的操作，其实就是一些"症"药（方）对应的内容罢了，形而上学对实际的解释力并不强，就像法象药理学这一类内容，其实历代医家对其价值均心知肚明，只是苦于没有更好的方式进行把握。而辨证论治作为一种基于尽可能逻辑自洽的解释系统，确实很好地囊括和直接操作现有的中医理论内容，并且可以进行相当的理论推导以指导实践、解释变化的现象。这就导致我们试图通过构建不同疾病的证型模式，进而试图通过"解方程"的思路来破解疑难疾病的解决方法。显而易见的问题是，辨证论治由于自身局限于自身的形而上学模式中，并不能囊括许多真实的实际临床，辨证不论多么准确也只是理想化的模型，"一厢情愿"而已，干预措施能不能达到想象的效果并没有很强的确定性。

因此，具有建设性的解方程过程应该还是先构建方程，接着考虑解方程，最后再考虑理论解释。构建方程的基础就是测量，例如热证测量：烦热、发热、口苦、舌面皮肤红赤、苔黄泥、脉滑数、二便赤热等，寒证则反之，这些资料均通过第三方客观测量。如果是寒证意味着温热外环境、体内热疗、温热药物（方剂）能够逆转四诊资料至平和状态并消除病变，并且四诊资料之间的因果关系基本可以用"寒"的一元性病机直接解释；反之亦如此。这是确定寒热证的两条必备标准。临床的难点则在于寒热错杂和寒热真假。寒热错杂主要考虑表里、三焦的寒热并存，而脏腑的寒热错杂则往往容易忽视，如肝热脾寒、肝热肠寒、胃热脾寒、脾肾阳虚肝肾阴虚等等，四诊的测量是个不小的挑战。而对于寒热错杂实际为寒热真假以及寒热真假的情况，测量结果的解释则成为重要的挑战。完成测量就是解方程，由于方程的解法与方程的需求的直接联系并不是精确的，因此，主要还是通过结果来判定解法的正误，最后才能进一步确定方程的精确解并进行理论解释。这里解方程的假设前提是症状测量的结果一定匹配对应了特定的干预措施，犹如拼图游戏。

六、中医学的归宿

作为本书的最后一个内容，我还是从中医学的两个基本要素"经验基础"和"理论解释"来探讨中医学的归宿，也作为本书的结论。

中医学的"经验基础"：①脏腑——人和牲畜的粗略的内脏大体解剖实体。②经络肢体百骸——血管、神经、肌肉、肌腱、骨骼、骨髓、皮肤、毛发等。③腧穴——体表凹陷和压痛点。④气血津液——血液、淋巴液、组织间体液等。⑤病因——气温、湿度、年龄、性别、起居行为、思想情感、饮食等。⑥病机——机械模型、生态模型、自然物候模型等。⑦诊断——生命宏观现象信息。⑧中药——药材本身的现象，药材与人体疾病或生理情况的对应关系。⑨哲学经验——对"人"理解的经验。

首先，关于经验基础的"理论解释"，即使在现代的临床医学环境下，中医学仍具有的医学优势是其直指生命现象的"整体关系论"的理论解释和良好贯彻该模式的实践方式。中医学的临床始终将病状放在一个通过单个医生的思维即可操控的藏象关系模型中进行解释和操作，操作的对象是人的生命现象这一终点目标。这样就可以避免将医疗的效果放在间接的指标上，例如实际临床中将血脂、血糖和尿酸等的具体值作为临床疗效的效应并过度强调，最终忽视了这些指标在个体中的真实意义；而如果将这些指标作为具体个体相对"消化能力"的框架下进行理解和操作，显然是中医学的优势所在。

其次，中医学"经验基础"的物理"实体"是否存在？这里就要追问"实体"为何？要理解实体，第一步要承认事物的层次性，事物不同的层次有不同的规则，例如人类社会是以个体的整体功能特性为基础实现的，疾病的现象是以人生命过程的生物现象为基础的，人体的生物现象是以人体的物理实体为基础的，人体的物理实体最终是以化学实体为基础的，这些不同层次的实体之间的关系规则最终决定其上一层次的规律。沿着这个思路往下走，先不论最终实体为何，从实际的情况来看层次指向的"本体"实际上是关系或规则。更进一步，实体的界定离开关系或功能是难以想象的，任何层次的实体都是一种功能的定义，而功能是对事物意义的理解。在这个意义上，实体就不再是静态的某种实物，而是对关系意义的理解。另外，如果要将"经验基础"落实在"物理实体"上，例如"脾"是落实在消化道消化过程和组织，尤其是肝脏生物转化两个层面上，"大黄"是落实在药物化学和清热泻下，其中的实际连接是什么呢？一个连接是生物和药物化学，另一个是"脾主运化"和清除积热这个生命体存在的功能需求上，这显然是两个层次的问题，这两个层次具有各自的运行规则，也就是各自有各自的实体，前者是化学，后者是生命消化转运的整体功能。因此，中医学"经验基础"的物理"实体"本体是生命存在的功能需求的规则而不是生物化学，这显然从根本上来说需要对"人"的意义的本体的理解，也就是人在不同历史境遇下的具体生物和社会地位的界定。

既然如此，中医学将走向怎样的归宿呢？

如果界定了人的本体，医学的前景就成为中医学和现代医学在各自系统中的解释，这势必产生一种新的医学模式，最终中医学必将融合在新的医学模式中。中医学的真正挑战在于如何构建未来新医学模式的哲学境界和解释。而新医学模式的理解蕴含在具体的医疗以及人类社会的实践中，我们清楚地知道世界为理论的发展留下了自由的空间，而任何理论本质上又是一种形而上学，我们不需要困在其中！

那么，医学的本体最终是对"人"的生命情感的关怀，一切物理化学在医学中必然实现其与人的生命情感的贯通，不论是中医学的生成论还是现代医学的构成论，最终都将溶解在医学的本体中，从而消解中西医的隔阂，我想这是中医学的一个重要归宿。

参考文献

1. 李政道．对称与不对称［M］．朱允伦，柳怀祖，编译．北京：中信出版集团，2021.

2. 康德．康德三大批判合集（注释版）［M］．李秋零，译注．北京：中国人民大学出版社，2016.

3. 荣格．共时性：一个非因果关系的法则［M］．邓小松，译．北京：华龄出版社，2020.

4. 冯友兰．中国哲学简史［M］．赵复三，译．北京：北京联合出版公司，2017.

5. 牟宗三．中国哲学十九讲［M］．贵阳：贵州人民出版社，2020.

6. 梁漱溟．中国文化的命运［M］．3 版．北京：中信出版集团，2016.

7. 宋志明．熊十力评传［M］．南昌：百花洲文艺出版社，2014.

8. 成中英．世纪之交的抉择：论中西哲学的会通与融合［M］．北京：中国人民大学出版社，2017.

9. 程宜山，刘笑敢，陈来．中华的智慧［M］．北京：中华书局，2017.

10. 金吾伦．生成论哲学［M］．保定：河北大学出版社，2000.

11. 安东尼奥·达马西奥．笛卡尔的错误：情绪、推理和大脑［M］．殷云露，译．北京：北京联合出版公司，2018.

12. 李经纬，林昭庚．中国医学通史：古代卷［M］．北京：人民卫生出版社，1999.

13. 陈直．养老奉亲书［M］．陈可冀，李春生，订正评注．北京：北京大学医学出版社，2014.

14. 朱钦士．纷乱中的秩序：主宰生命的奥秘［M］．北京：科学出版社，2019.

15. 张天蓉．蝴蝶效应：从分形到混沌［M］．北京：清华大学出版社，2022.

16. 文特尔．生命的未来：从双螺旋到合成生命［M］．贾拥民，译．杭州：浙江人民出版社，2016.

17. 邢玉瑞，王小平，鲁明源．中医哲学思维方法研究进展［M］．北京：中国中医药出版社，2017.

18. 胡雪冈．意象范畴的流变［M］．南昌：百花洲文艺出版社，2017.

19. 李其忠，王晓颖，谢朝丹．意象思维·援物取象比类［M］．上海：上海科学技术出版社，2020.

20. 江晓原．科学史十五讲［M］．2版．北京：北京大学出版社，2016.

21. 郁沅．心物感应与情景交融［M］．南昌：百花洲文艺出版社，2017.

22. 王明辉，等．中医气学理论与临床应用［M］．北京：中国医药科技出版社，2000.

23. 滕晶．中医五神理论体系的重构与实践［M］．北京：中国中医药出版社，2021.

24. 邢玉瑞．中医藏象学说的理论研究进展［M］．北京：中国中医药出版社，2021.

25. 王居易．经络医学概论［M］．北京：中国中医药出版社，2014.

26. 卓廉士. 营卫学说与针灸临床［M］. 北京：人民卫生出版社，2013.

27. 王清任. 医林改错［M］. 穆俊霞，张文平，校注. 北京：中国医药科技出版社，2011.

28. 邢玉瑞. 中医模型化推理研究［M］. 北京：中国中医药出版社，2021.

29. 王洪图. 脏热腑寒说及温胆汤用法［J］. 安徽中医临床杂志，2000（1）：1－2.

30. 胡冬裴. 独抒妙理博采众方：谢士泰《删繁方》方论钩沉［J］. 上海中医药大学学报，2007（6）：22－25.

31. 王凤兰. 魏晋南北朝关于精神疾病的论述［J］. 中国中医基础医学杂志，2003（9）：66－68.

32. 尼玛次仁，王多吉. 藏医学概述［J］. 中国藏学，2007，（3）：102－108，128.

33. 崔若轩.《滴天髓阐微》中的哲学思想研究［D］. 长沙：湖南师范大学，2021.

34. 陈旻阳. 王弼易学"卦时说"研究［D］. 上海：上海师范大学，2021.

35. 林健.《三命通会》思想研究［D］. 北京：中央民族大学，2021.

36. 解加馨于. 子平命理学研究［D］. 北京：中央民族大学，2019.

37. 赵蔚源. 从"命相"到"命像"［D］. 北京：中央美术学院，2018.

38. 冯志安. 论天人合一思想及其与《周易》和传统命理学之关系［J］. 文化学刊，2016（3）：106－111.

39. 程佩，张其凡. 走出神秘主义　迈向学术殿堂：近百年来中国命理学研究述评［J］. 甘肃社会科学，2013（5）：80－83.

40. 沈舣，沈哲夫．洛书数术 – 勾股法则［J］．电子技术，2022，51（2）：112 – 113.

41. 谷继明．海昏竹书《易占》初探［J］．周易研究，2021（3）：65 – 73.

42. 太宇星，刘明军，沈舁龙，等．基于古代数术、方位思想的"地支化六气"探原［J］．中华中医药杂志，2021，36（5）：3012 – 3014.

43. 李淑浩．《史记》天文律历与道家、方士关系研究［D］．上海：东华大学，2021.

44. 李锐．中国古代宇宙生成论的类型［J］．江淮论坛，2020（1）：54 – 59.

45. 刘晶．两汉数术原理导论［M］．广州：暨南大学出版社，2020.

46. 陈萌，张迪，许宗颖，等．中医气论的内涵与出路［J］．医学与哲学，2019，40（21）：79 – 81.

47. 王德辰．干支历法对先秦两汉中医理论体系的影响研究［D］．北京：北京中医药大学，2019.

48. 赵坤．秦汉时期气论视角下"心"与"脉"关系的历史考察［D］．北京：北京中医药大学，2018.

49. 邢玉瑞．《伤寒论》组方与术数关系探讨：兼与"《伤寒论》组方术数机制研究的意义"一文商榷［J］．中医杂志，2018，59（1）：79 – 80.

50. 王洪弘．《黄帝内经》术数思想研究［D］．北京：北京中医药大学，2017.

51. 刘鹏．《黄帝内经》中的身体与早期数术之学［J］．中医药文化，2016，11（1）：19 – 25.

52. 郑智杰．古算"道"辨［J］．珠算与珠心算，2011（4）：3.

53. 龚轩.《伤寒论》中的数术［D］.北京：北京中医药大学，2011.

54. 卓廉士.从古代数术看经脉长度与营气流注［J］.中国针灸，2008（8）：591－595.

55. 卢显山.唐代数术文献研究［D］.长春：吉林大学，2008.

56. 刘国忠.中国古代数术研究综论［J］.湖南科技学院学报，2005（3）：133－137.

57. 周远斌.数术文化对意象、意象思维的影响［J］.中文自学指导，2000（5）：30－33，38.

58. 俞晓群.论中国古代数学的双重意义［J］.自然辩证法通讯，1992（4）：51－56.

59. 亚历山大·柯瓦雷.牛顿研究［M］.张卜天，译.北京：商务印书馆，2016.

60. 欧阳莹之.复杂系统理论基础［M］.上海：上海科技教育出版社，2002.

61. 陈嘉映.哲学　科学　常识［M］.北京：中信出版社，2018.

62. 皮亚杰.发生认识论原理［M］.王宪钿，等译.胡世襄，等校.北京：商务印书馆，1981.

63. 方正怡，方鸿辉.科学与艺术的会合：李政道的艺术情［J］.自然杂志，2006，（6）：336－369，377.

64. 路辉.古中医道：关于中医学术史的几点思考［M］.北京：中国中医药出版社，2020.

65. 索雷尔.笛卡尔［M］.李永毅，译.南京：译林出版社，2014.

66. 施皮格伯格.现象学运动［M］.王炳文，张金言，译.北京：商务印书馆，2011.

67. 马家忠.仁术、中和与天道：中华文化身体学与生命伦理思想的多元历史建构［M］．南京：东南大学出版社，2013.

68. 西格里斯特．疾病的文化史［M］．秦传安，译．北京：中央编译出版社，2009.

69. 陈默．疾病的伦理认知与实践［M］．北京：中国社会科学出版社，2021.

70. 毛喻原．疾病的哲学［M］．海口：海南出版社，2017.

71. 邢玉瑞．中医病因病机理论研究进展［M］．北京：中国中医药出版社，2021.

72. 波普尔．猜想与反驳［M］．傅季重，纪树立，周昌忠，等译．上海：上海译文出版社，2005.

73. 艾耶尔．休谟［M］．吴宁宁，张卜天，译．南京：译林出版社，2016.

74. 张庆熊．社会科学的哲学：实证主义、诠释学和维特根斯坦的转型［M］．上海：复旦大学出版社，2010.

75. 张华夏．科学的结构：后逻辑经验主义的科学哲学探索［M］．北京：中国社会科学出版社，2020.

76. 张静远，林辰，周春祥．"辨证论治"问题之审视与探讨［J］．中华中医药杂志，2019，34（8）：3366 - 3368.

77. 宋镇星．辨证论治新模式研究述评与展望［J］．中国医药学报，2000（5）：3 - 7，81.

78. 田丙坤．中医治则治法理论研究进展［M］．北京：中国中医药出版社，2021.

79. 殷平善，庞杰．中医治疗学中的隐喻思维［J］．医学与哲学（人文社会医学版），2011，32（1）：14 - 16.

80. 孙孝洪中医治疗学原理［M］．成都：四川科学技术出版社，1990.

81. 刘悦．药性起源与"四气"药理说嬗变的医史学研究［D］．北京：中国中医科学院，2011.

82. 张胜，秦竹，熊洪艳，等．法象药理学的利与弊［J］．云南中医中药杂志，2009，30（5）：3.

83. 马双成，王莹．我国中药质量控制模式及思路研究进展十年回顾［J］．中国药学杂志，2023（3）：21.

84. 祖炬雄，杨芳．试论中药材的传统采制与生产现代化［J］．现代中医药，2005（2）．

85. 郭伟萍，钱杏仙，张艳慧．现代中药剂型应用发展初探［J］．中医药管理杂志，2022，30（1）：54－56.

86. 张滕，任明，郭利平．方剂配伍与组分配伍的理论渊源和相关性分析［J］．辽宁中医杂志，2017，44（2）：267－269.

87. 朱琳．方剂配伍层次理论初探［D］．成都：成都中医药大学，2015.

88. 王阶，郭丽丽，杨戈，等．方剂配伍理论研究方法及研究前景［J］．世界科学技术，2006（1）：5.

89. 张贤．中医内科中药方剂用药剂量现状调查与管理对策［J］．中医药管理杂志，2022，30（23）：164－166.

90. 巩洋阳，孟菲，李学林．中药饮片剂量研究内容与方法探讨［J］．中医药临床杂志，2016，28（1）：27－29.

91. 张仲景．桂林古本伤寒杂病论［M］．北京：中国中医药出版社，2018.

92. 吴谦．医宗金鉴［M］．北京：人民卫生出版社，2006.

93. 杨栗山．伤寒瘟疫条辨［M］．北京：中国中医药出版社，2011.

94. 李福利．宇称革命与"2007宇称年"［J］．首都师范大学学报（自然科学版），2007（1）：19－24.

95. 张彭松，郝思萌．康德从自由意志到自律行为的道德生成探析［J］．南华大学学报（社会科学版），2020，21（5）：43－48.

96. 余治平．知性本体论的终结、转向与解构：从康德、海德格尔到德里达［J］．上海交通大学学报（哲学社会科学版），2004，（6）：61－68．

97．曹雅馨．遥契与扞格：荣格"共时性"观念对《易经》的援用及改造［D］．上海：上海师范大学，2017．

98．张岱年．张岱年全集：中国古典哲学概念范畴要论［M］．增订版．北京：中华书局，2017．

99．贾晋华，曹峰．早期中国宇宙论研究新视野［M］．上海：上海人民出版社，2021．

100．周昌乐．机器意识：人工智能的终极挑战［M］．北京：机械工业出版社，2020．

101．薛定谔．生命是什么［M］．罗辽复，罗来鸥，译．长沙：湖南科技出版社，2007．

102．奥卡沙．牛津通识读本：科学哲学［M］．韩广忠，译．南京：译林出版社，2013．

103．陈春桂．"人是情感的存在"：《情感与理性》的生存论启示［J］．当代儒学，2022（2）：130－143．

104．蒙培元．人是情感的存在：儒家哲学再阐释［J］．社会科学战线，2003，（02）：1－8．

105．王玉川．运气探秘［M］．北京：华夏出版社，1993．

106．越海波．中国古代成人的婴幼儿生命观［D］．西安：陕西师范大学，2015．

107．程乐松．身体、不死与神秘主义：道教信仰的观念史视角［M］．北京：北京大学出版社，2017．

108．樊启昶．解析生命：从系统论的视角探讨生命的起源与演化［M］．3版．北京：高等教育出版社，2018．

109．孙圣．思想的粒度与边界：泛化目的论的突现解释何以可能［M］．北京：新华出版社，2020．

110．于河，王雨菡，马雪颜，等．解析名老中医传承扎根理论研究实施中的常见问题［J］. 中华中医药杂志，2022，37（12）：6956－6961.

111. 田霖. 扎根理论评述及其实际应用［J］. 经济研究导刊，2012（10）：224－225，231.

112. 王树人. 回归原创之思："象思维"视野下的中国智慧［M］. 南京：江苏人民出版社，2020.

113. 梁茂新，范颖，李国信. 中医学的理性选择［M］. 北京：人民卫生出版社，2015.

114. 荣格. 东方的智慧［M］. 朱彩方，译. 南京：译林出版社，2019.

115. 荣格说潜意识与生存［M］. 高适，译. 武汉：华中科技大学出版社，2012.

116. 邓晓芒. 纯粹理性批判讲演录［M］. 北京：商务印书馆，2013.

117. 孔颖达，郑同. 周易正义［M］. 北京：九州出版社，2020.

118. 郁沅. 心物感应与情景交融［M］. 南昌：百花洲文艺出版社，2017.

119. 庞广昌. 食品免疫论：关于胃肠黏膜免疫和细胞因子网络的科学［M］. 北京：科学出版社，2008.

120. 王玉川. 温胆汤的命名与主治证及其它［J］. 新疆中医药，1993（1）：53－57.

121. 王雪苔.《辅行诀脏腑用药法要》校注考证［M］. 北京：人民军医出版社，2009.

122. 李翔，张雅琼，陈博，等. 傣医学与印度阿育吠陀医学比较［J］. 中医药导报，2022，28（10）：54－58.

123. 胡宗仁，何清湖. 侗医学研究与发展的思考［J］. 中医药导报，2021，27（11）：91－94.

124. 宝龙．蒙医学和中医学的比较研究［D］．哈尔滨：黑龙江中医药大学，2004.

125. 艾力肉孜．维吾尔医学基本理论探索：上［J］．中国民族医药杂志，1998（2）：3.

126. 张金萍，刘兵．认识"身体"的不同"范式"：以三种苗医学理论体系及其理论流派为例［J］．科学文化评论，2021，18（3）：51－64.

127. 周瀚光．"算术"和"数术"：中国传统数学发展的两条进路［J］．广西民族大学学报（自然科学版），2019，25（3）：5.

128. 朱文锋．证素辨证学［M］．北京：人民卫生出版社，2008.

129. 邓津，林肯．定性研究：第1卷　方法论基础［M］．风笑天，等译．重庆：重庆大学出版社，2007.

130. 谢雁鸣，廖星．定性研究的主要方法及其在中医临床研究中切入点的探讨［J］．中医杂志，2008（6）：550－553.

131. 陈必红．观测主体的遗忘机制［J］．深圳大学学报，2000（4）：7.

132. 黄黎原．贝叶斯的博弈：数学、思维与人工智能［M］．方弦，译．北京：人民邮电出版社，2021.

133. 任应秋．中医的辨证论治的体系［J］．中医杂志，1955（4）：19－21.

134. 张廷模．中药功效学［M］．北京：人民卫生出版社，2013.

135. LAM W, REN Y, GUAN F, et al. Mechanism based quality control（MBQC）of herbal products：a case study YIV－906（PHY906）. Front. pharmacol. 2018, 9.

136. 张璐．伤寒绪论［M］．北京：中国中医药出版社，2015.

137. 孙其新．李可临证要旨 1［M］．北京：人民军医出版社，2011.

138. 刘雪强，马治国. 名老中医用药心得：第 4 辑［M］. 北京：人民军医出版社，2015.

139. 张锡纯. 医学衷中参西录［M］. 太原：山西科学技术出版社，2009.

140. 余焯燊，梁展耀. 临床应用小剂量中药处方的思考［J］. 中华中医药杂志，2022，37（11）：6522 – 6524.

141. 张群策. 顺势医学的诊治特点及其对中医学的启示［D］. 北京：北京中医药大学，2012.

142. 高振华. "印法辨证"在肿瘤临床中的应用［J］. 中医研究，2008（8）：42 – 44.

后　记

　　这本小册子是笔者学医二十年的思想总结，也是开启一段新旅程的起点。本书即将付梓，它最终将与那些和笔者有同样思考的朋友见面，笔者就在后记中再次思考一下本书的主题——中医学何以可能，希望能与关注该问题的读者朋友共勉前行！

　　大卫·休谟问"世间何以连接"，康德回答"人为自然立法"，科学家却在寻找"相关"，中医学则直接在操作生命的"偶然"现象，各有妙处。天地宇宙是如此广博宽宏，她容纳一切，无限宽容我们的随性和无知，给予我们自由的天空，正是这种包容让我们的思想如此自由地驰骋，从而造就了我们的学术信念和生存力量，所以才有了中医学，也有了现代医学！中医学必将在其"固执"的想象力中破茧升华！

　　末了，再次感谢恩师，广东省名中医陈泽雄教授，感谢他长期以来无私的教诲和对本书写作的悉心指导！本书虽是作者的思考，何尝不是恩师言传身教的结果！

2023 年 7 月